7 MINUTES PAR JOUR

SPÉCIAL FEMME ENCEINTE

“ MON PROGRAMME POUR 9 MOIS EN FORME ”

INTRODUCTION

C'est démontré : 7 minutes de sport pratiqué régulièrement peuvent se révéler très bénéfiques, tant pour gagner en tonicité musculaire que pour perdre du poids.

Un rapport publié dans le British Journal of Sports Medicine *démontre que la pratique d'une activité physique raisonnable au cours d'une grossesse augmenterait les chances de vivre une grossesse sans problèmes.*

Conserver une activité physique régulière et modérée pendant la grossesse a de nombreux points positifs :

- *N'augmente pas le risque d'accouchement prématuré.*
- *Peut vous aider à bien vivre cette période.*
- *Contribue à réduire le risque de survenue d'un diabète gestationnel (si pratiquée depuis le début de la grossesse).*
- *Tonifie et renforce les muscles et améliore la récupération fonctionnelle du périnée après l'accouchement.*
- *Diminue le mal de dos et limite la prise de poids.*
- *Améliore la qualité du sommeil.*
- *Engendre un bien-être physique et psychologique.*

PRIVILÉGIEZ LA RÉGULARITÉ PLUTÔT QUE L'INTENSITÉ DE L'ACTIVITÉ

Pour vous assurer que vous pratiquez une activité d'une intensité modérée, vous devez être capable de parler pendant l'effort, c'est le signe d'une bonne fréquence cardiaque.

Sachez que si certaines femmes se sentent boostées par la montée d'hormones, la majorité d'entre elles se sent fatiguée et nauséeuse. Vous avez le droit de limiter vos activités. Vous reprendrez des forces au 2e et/ou au 3e trimestre.

Avant d'entreprendre toute activité physique, il est primordial de demander l'avis et l'autorisation du médecin qui suit la grossesse. Selon le British Journal of Sports Medicine, *après accord du médecin, les femmes enceintes pourraient poursuivre une activité physique jusqu'au 7e mois de grossesse, à condition que ce soit de manière raisonnable.*

En effet, quand on est enceinte, le corps ne réagit plus de la même façon. Il faut donc adapter ses habitudes et ses mouvements. Mais cela ne veut pas dire cesser toute activité.

LE MATÉRIEL UTILE

- **Il vous suffit de quelques accessoires très simples pour effectuer vos séances :**
  - **une chaise ;**
  - **deux poids (ou deux bouteilles d'eau) ;**
  - **un coussin.**
- **Si vous le souhaitez, un tapis de gym vous apportera plus de confort.**
- **Pour vous chronométrer plus facilement, utilisez un timer (applications disponibles) ou un smartphone.**

C'EST DÉCIDÉ, VOUS VOUS LANCEZ !

Oui, mais... Quel est le meilleur moment pour commencer votre séance ?

Tôt le matin, le midi ou tard le soir ? Avant le repas de midi ou juste après ? Tout est une question d'organisation.

De nombreuses idées reçues circulent sur l'existence d'un moment idéal pour faire du sport. On entend parfois qu'il serait déconseillé de faire de l'exercice le soir, sous peine de mal dormir. En réalité, tout dépend de l'organisme de chacun.

Pour rester motivé, le meilleur moment est celui qui vous paraît le plus pratique, qui rentre dans votre emploi du temps. Le moment que vous préférez, dans lequel vous vous sentez bien et que vous pourrez respecter en termes d'horaires.

LE MATIN, POUR PRIVILÉGIER LA PERTE DE POIDS

Une séance matinale est idéale pour brûler les graisses et ne pas perturber la digestion.

Sans pour autant faire du sport le ventre vide : commencez par prendre un petit-déjeuner très léger si vous pratiquez plus de 20 minutes d'activité physique.

Faire du sport le matin peut avoir pour effet de dynamiser votre corps en augmentant les sécrétions de sérotonine, dopamine et endorphines : toutes les hormones impliquées dans le bien-être...

Ce coup de booster se traduit par :

- *la sensation de déborder d'énergie ;*
- *une diminution du stress (celui-ci ayant un effet négatif certain sur l'alimentation, car il bloque le sentiment de satiété).*

Bref, tout pour passer une bonne journée !

Attention, cependant, au risque de blessures le matin, plus fréquent lorsque le corps n'est pas encore chaud. Ne zappez pas les deux exercices d'échauffement !

L'APRÈS-MIDI, POUR PRENDRE SON TEMPS

Une étude de l'UCLA (université de Californie-Los Angeles), réalisée en décembre 2012, a démontré que l'après-midi était le moment le plus propice pour ressentir les effets bénéfiques du sport.

La seule recommandation : attendre au moins deux à trois heures après le déjeuner, car la digestion sollicite beaucoup d'énergie.

LE SOIR, POUR ÉVACUER LE STRESS DE LA JOURNÉE

La fin de journée est le moment idéal pour un travail musculaire ou d'endurance, car les articulations sont plus chaudes que le matin.

Elle serait aussi plus propice pour gagner du muscle et perdre du gras.

Cependant, l'effort favorise la sécrétion d'adrénaline et d'autres hormones stimulantes. On recommande donc de ne pas aller se coucher tout de suite après une séance sportive. Pour un bon sommeil, il est conseillé d'attendre au moins une à deux heures entre la séance de sport et le coucher.

LEXIQUE DES MOUVEMENTS

Pour vous y retrouver dans les noms – parfois étranges – des principaux exercices utilisés dans ce programme...

- Dips : un basique pour muscler triceps et pectoraux en fléchissant et étendant les bras en appui sur un support.
- Gainage : technique de renforcement des muscles du tronc (abdos et dos) par des positions statiques (face, dorsale, latérale) à maintenir. Travailler le corps gainé, c'est travailler avec les abdominaux contractés.
- Rowing : exercice de renforcement musculaire qui fait travailler les muscles de l'épaule (en particulier les trapèzes et les deltoïdes).
- Side kick : exercice de gainage sur le côté qui développe la stabilité du centre du corps et la souplesse des ischio-jambiers.
- Squat : accroupissement suivi d'un redressement. Il travaille le bas du corps et particulièrement les fesses. Il est à la base de nombreux autres mouvements (victory squat, etc.).

MODE D'EMPLOI

Votre indispensable échauffement : respectez sa durée !

Préparez le matériel dont vous avez besoin.

Repérez en rouge les muscles travaillés au cours de cet entraînement.

SÉANCE #01

MATÉRIEL : *chaise.*

MUSCLES SOLLICITÉS

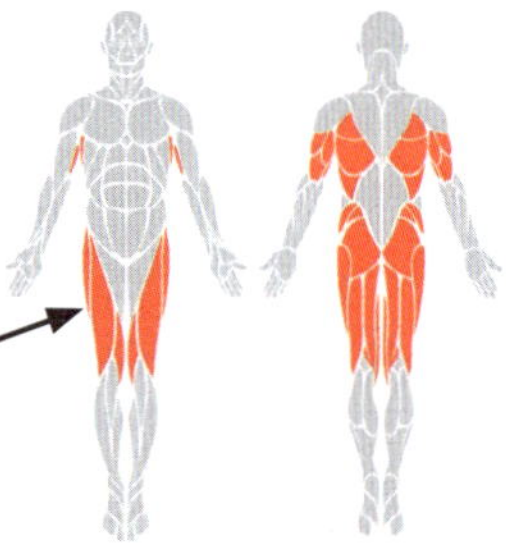

/ Quadriceps

/ Fessiers
/ Grand dorsal
/ Ischio-jambiers
/ Triceps

30 s par exercice	3 séries	ÉCHAUFFEMENT

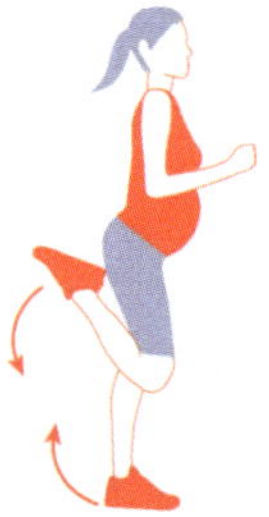

1 Talons-fesses
Marchez rapidement en ramenant les talons contre les fesses.

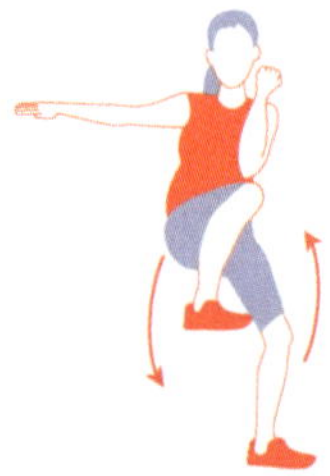

2 Montées de genoux
Marchez en montant les genoux vers la poitrine.

ENTRAÎNEMENT

DURÉE
40 s
par exercice

RÉPÉTITIONS
3 séries

SQUAT STATIQUE — 40 s

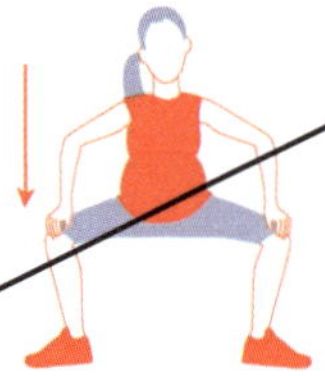

1 *Jambes écartées, gardez les mains sur les cuisses et fléchissez les jambes.*

2 *Restez en position statique basse.*

Combien de temps dure chaque exercice ?

Combien de fois répéter l'enchaînement des 3 exercices ?

Rappel de la durée de chaque exercice.

MONTÉE DE BASSIN 2 | 40 s

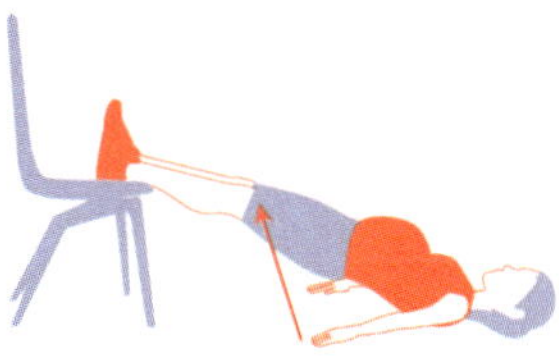

1 Allongée sur le dos, bras le long du corps, posez les deux pieds sur la chaise, jambes tendues.

2 Montez et descendez le bassin.

POSTURE DU PLAN INCLINÉ | 40 s

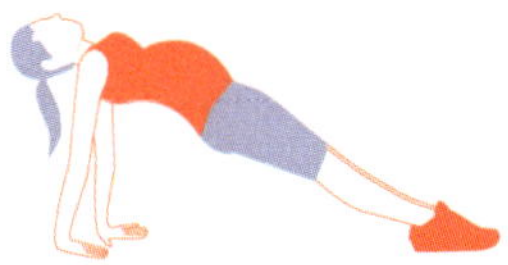

1 Asseyez-vous jambes tendues et serrées, les mains de chaque côté du corps. Tendez les bras derrière vous, mains et orteils orientés dans le même sens.

2 Relevez le bassin en prenant appui sur les mains et les talons. Étirez le tronc en alignement. Maintenez 15 s, puis relâchez 5 s.

Prenez le temps de vous étirer avant de revenir à une activité normale.

RETOUR AU CALME | 30 s par étirement | 2 séries

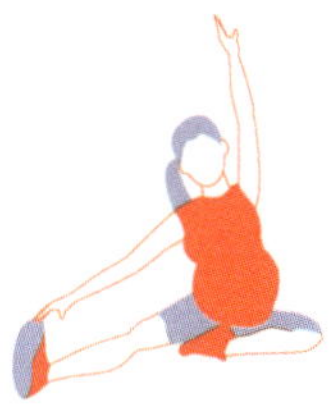

1 Étirement buste et cuisses
Assise au sol, une jambe allongée et l'autre pliée, attrapez vos orteils, puis levez le bras opposé. Alternez.

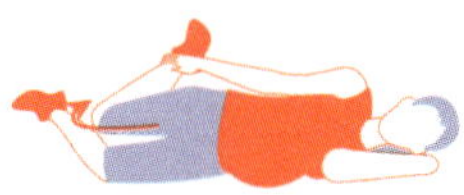

2 Étirement des cuisses
Allongée sur un côté, poussez le bassin vers l'avant. Tirez une cuisse en arrière et vers le haut. Alternez les cuisses.

SÉANCE #01

MATÉRIEL : *chaise.*

MUSCLES SOLLICITÉS

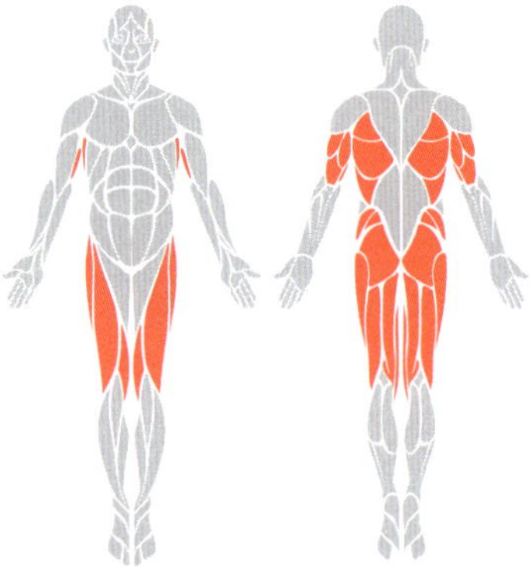

/ Quadriceps

/ Fessiers
/ Grand dorsal
/ Ischio-jambiers
/ Triceps

30 s par exercice	3 séries	*ÉCHAUFFEMENT*

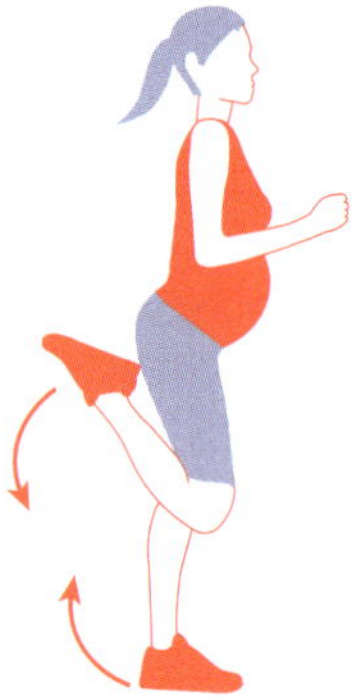

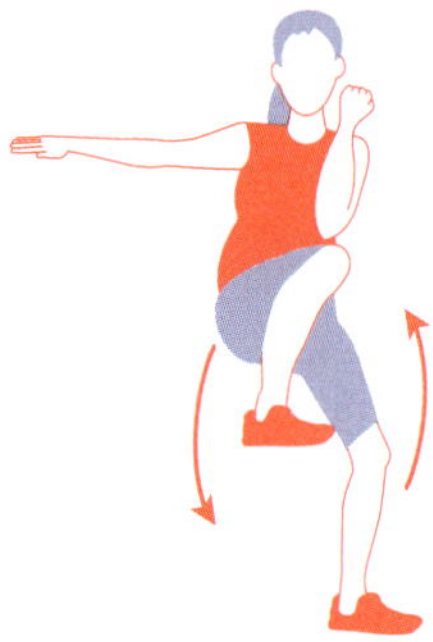

1 *Talons-fesses*
Marchez rapidement en ramenant les talons contre les fesses.

2 *Montées de genoux*
Marchez en montant les genoux vers la poitrine.

ENTRAÎNEMENT

DURÉE
40 s
par exercice

RÉPÉTITIONS
3 séries

SQUAT STATIQUE — *40 s*

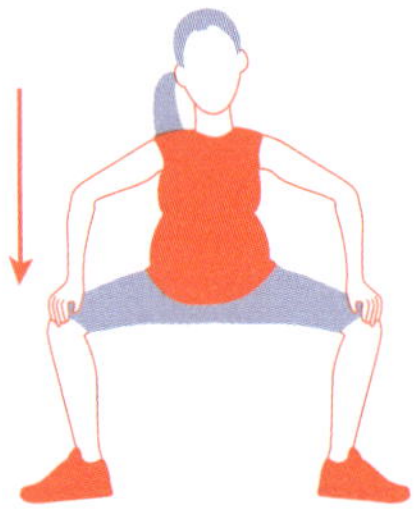

1 *Jambes écartées, gardez les mains sur les cuisses et fléchissez les jambes.*

2 *Restez en position statique basse.*

MONTÉE DE BASSIN 2 — 40 s

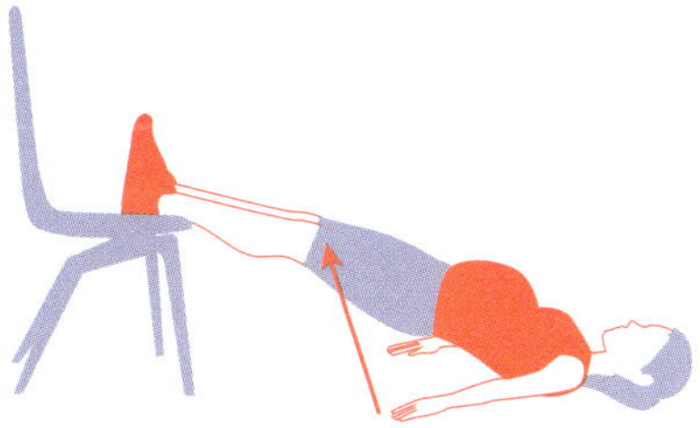

1 Allongée sur le dos, bras le long du corps, posez les deux pieds sur la chaise, jambes tendues.

2 Montez et descendez le bassin.

POSTURE DU PLAN INCLINÉ — 40 s

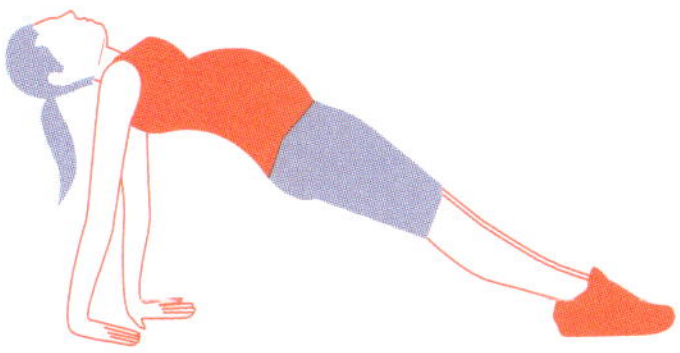

1 Asseyez-vous jambes tendues et serrées, les mains de chaque côté du corps. Tendez les bras derrière vous, mains et orteils orientés dans le même sens.

2 Relevez le bassin en prenant appui sur les mains et les talons. Étirez le tronc en alignement. Maintenez 15 s, puis relâchez 5 s.

RETOUR AU CALME — 30 s par étirement — 2 séries

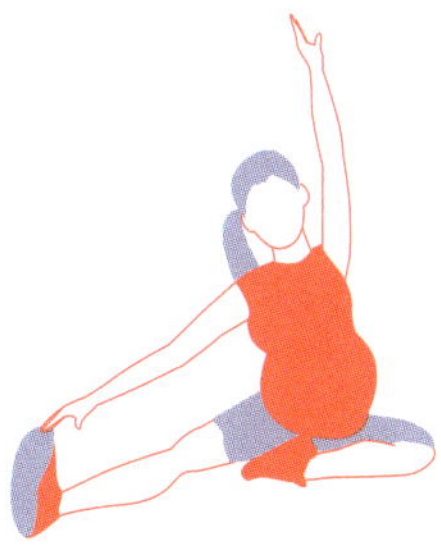

1 Étirement buste et cuisses
Assise au sol, une jambe allongée et l'autre pliée, attrapez vos orteils, puis levez le bras opposé. Alternez.

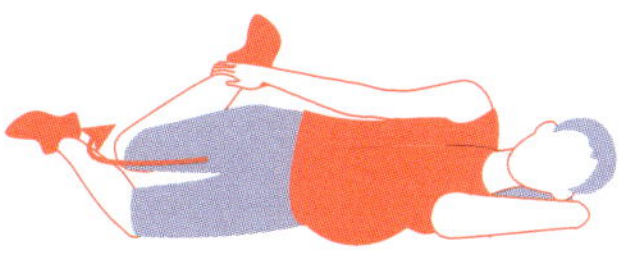

2 Étirement des cuisses
Allongée sur un côté, poussez le bassin vers l'avant.
Tirez une cuisse en arrière et vers le haut.
Alternez les cuisses.

SÉANCE # 02

MATÉRIEL : *chaise et poids.*

MUSCLES SOLLICITÉS

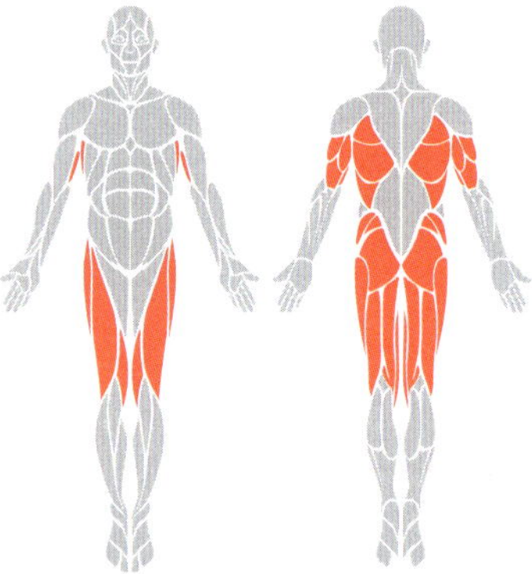

/ Quadriceps

/ Fessiers
/ Grand dorsal
/ Ischio-jambiers
/ Triceps

30 s par exercice	3 séries	*ÉCHAUFFEMENT*

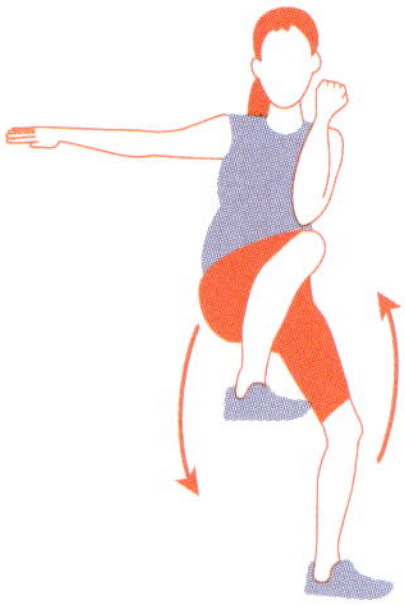

1 ***Montées de genoux***
Marchez en montant les genoux vers la poitrine.

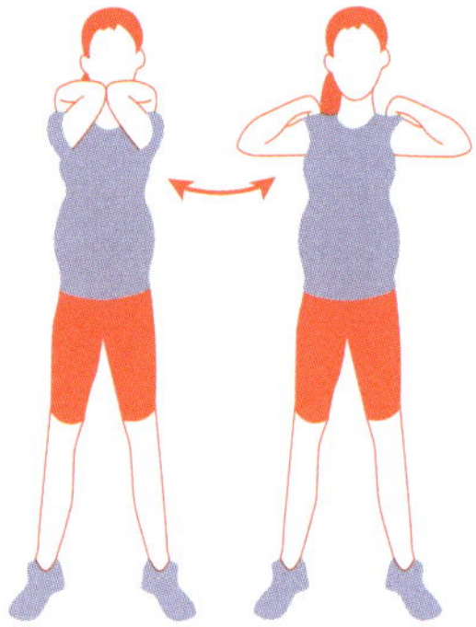

2 ***Enroulement des épaules***
Enroulez les épaules d'avant en arrière et inversement.

ENTRAÎNEMENT

DURÉE
40 s
par exercice

RÉPÉTITIONS
3 séries

POSTURE DE LA CHAISE — *40 s*

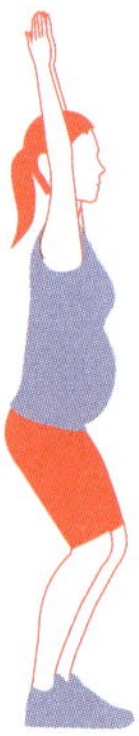

1 *Debout, jambes légèrement fléchies vers l'avant, levez les bras tendus et les mains jointes.*

2 *Gardez le dos droit et les pieds à plat au sol.*

FENTES AVANT AVEC POIDS — 20 s par côté

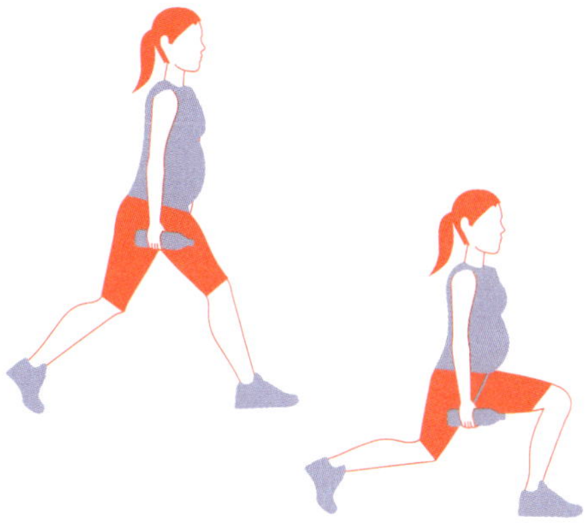

1 Prenez un poids dans chaque main et placez une jambe en avant.

2 Maintenez tout le poids du corps sur la jambe avant et effectuez une flexion/extension des jambes. Alternez.

DIPS SUR CHAISE JAMBES FLÉCHIES — 40 s

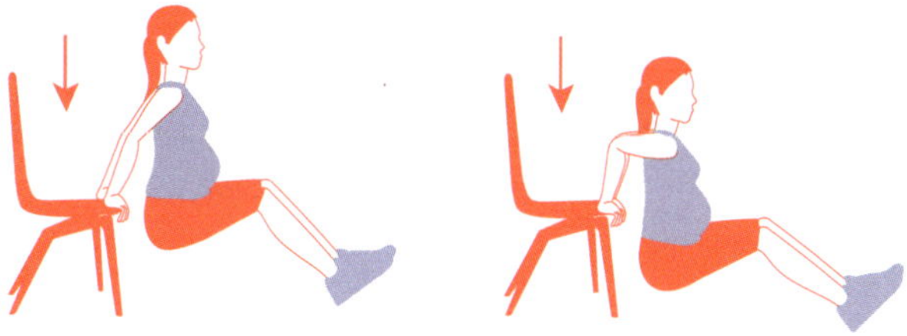

1 Asseyez-vous dos à la chaise, jambes fléchies. Vos bras sont en appui, coudes fléchis, sur la chaise.

2 Par des flexions/extensions des bras, décollez le bassin.

RETOUR AU CALME — 15 s par côté — 2 séries

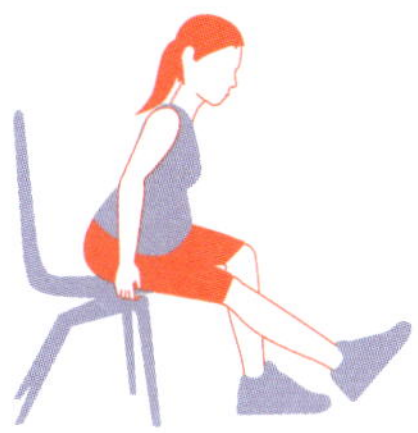

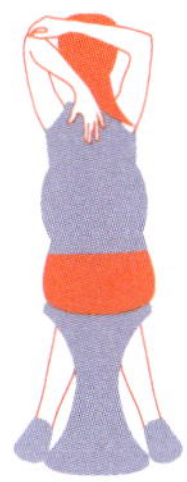

1 Étirement des cuisses
Assise sur le bord de la chaise, tendez une jambe et penchez le buste en avant. Alternez.

2 Étirement des bras
Assise sur la chaise, étendez le buste, passez une main sur le haut du dos et poussez le coude vers le sol avec l'autre bras.

SÉANCE # 03

MATÉRIEL : *poids.*

MUSCLES SOLLICITÉS

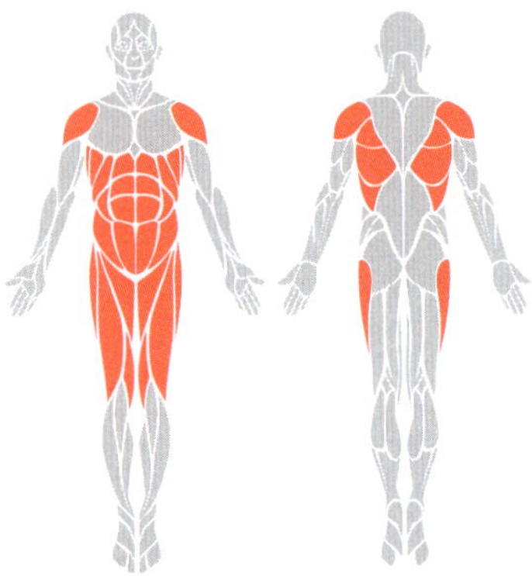

/ Abdominaux
/ Adducteurs
/ Deltoïdes
/ Quadriceps

/ Grand dorsal

30 s par exercice	3 séries	*ÉCHAUFFEMENT*

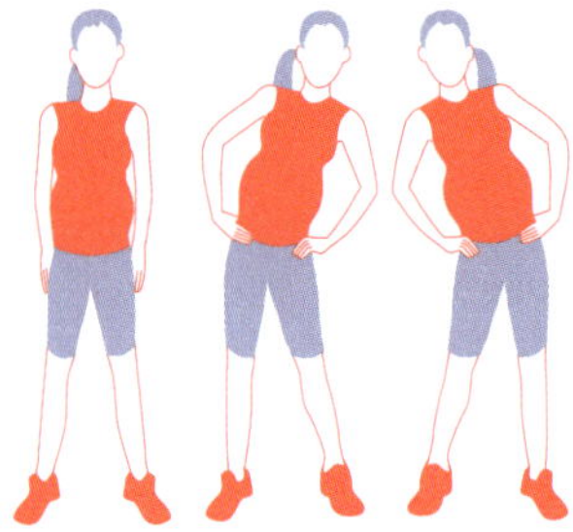

1 Mobilisation du bassin
Debout, jambes fixes. Rotation du bassin de droite à gauche, puis inversez.

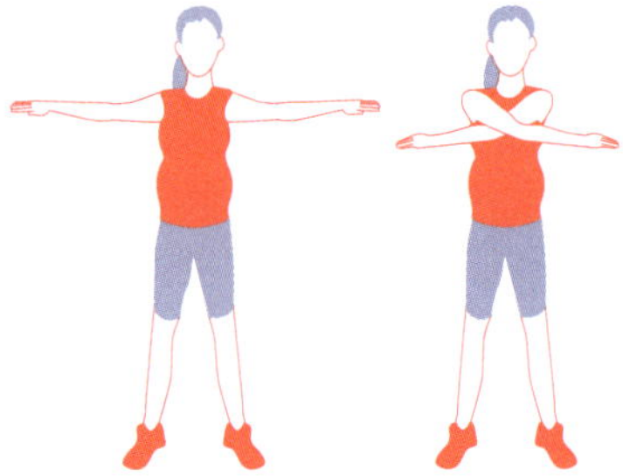

2 Enroulement des bras
Bras tendus, enroulez les épaules d'avant en arrière et inversement avec une amplitude maximale.

ENTRAÎNEMENT

DURÉE
40 s
par exercice

RÉPÉTITIONS
3 séries

POSTURE DU GUERRIER 1 — *20 s par côté*

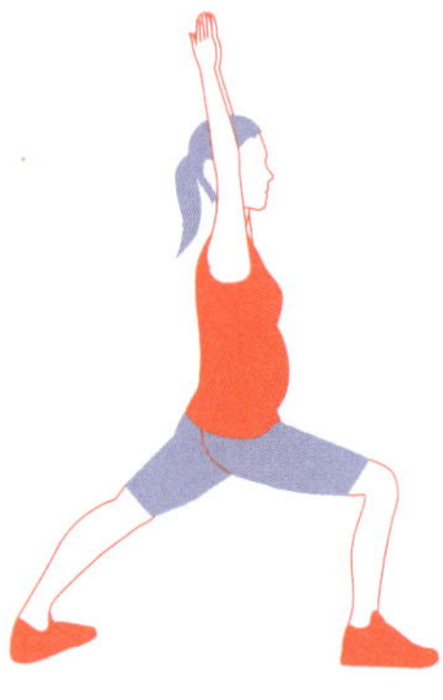

1 *Placez-vous en fente avant, le pied arrière à 90° et levez les bras, mains jointes.*

2 *La jambe et la cuisse en avant forment un angle droit. Alternez.*

TIRAGE BUSTE PENCHÉ — 20 s par côté

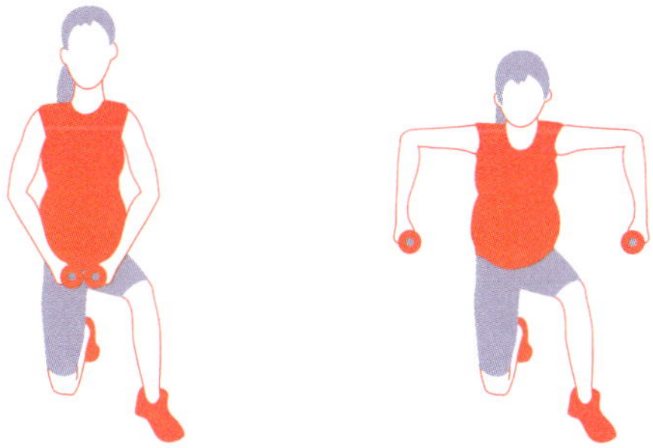

1 Placez un genou au sol et poussez le bassin vers l'avant.

2 Montez les coudes en les poussant vers l'arrière, puis descendez-les. Alternez.

ÉLÉVATION ALTERNÉE — 20 s par côté

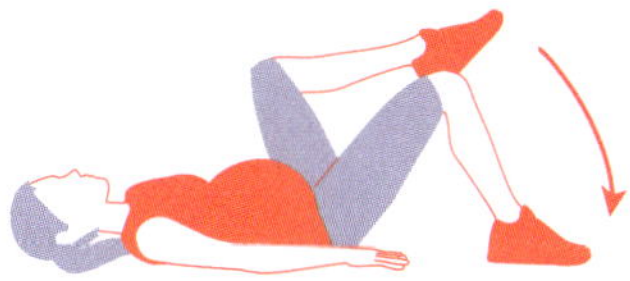

1 Allongez-vous sur le dos, jambes fléchies.

2 Montez et descendez une jambe lentement. Alternez.

RETOUR AU CALME — 30 s par étirement — 2 séries

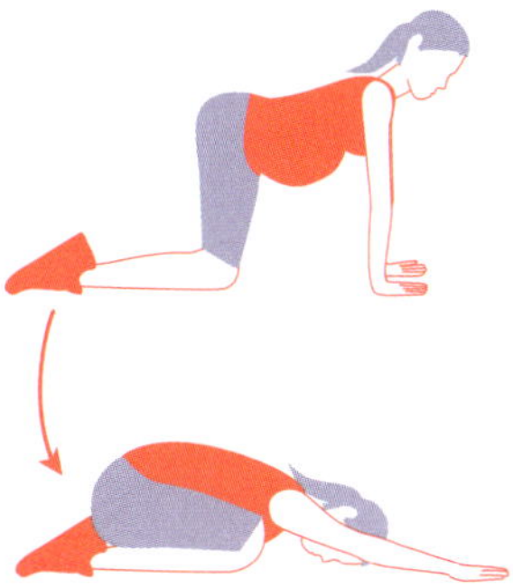

1 Étirement du dos 1
À genoux, reculez les fesses. Posez-les sur les talons. Allongez les bras loin devant.

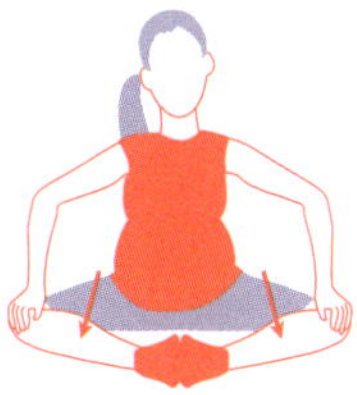

2 Étirement adducteurs et hanches
Assise en tailleur, gardez les pieds joints et le dos droit. Puis poussez les genoux vers le sol.

SÉANCE
04

MATÉRIEL : *poids.*

MUSCLES SOLLICITÉS

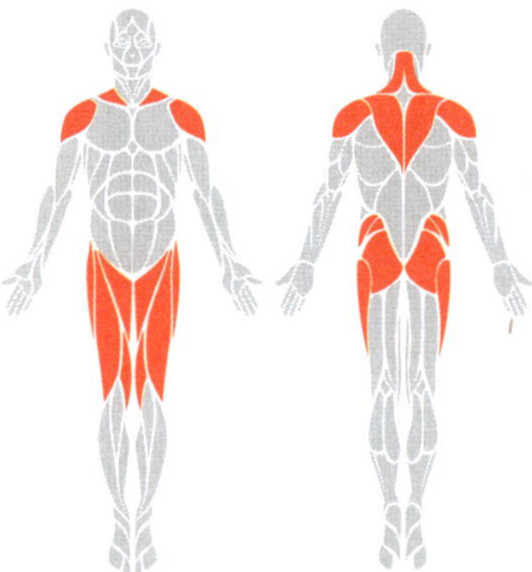

/ Adducteurs
/ Deltoïdes
/ Quadriceps
/ Fessiers
/ Trapèzes

30 s par exercice	3 séries	*ÉCHAUFFEMENT*

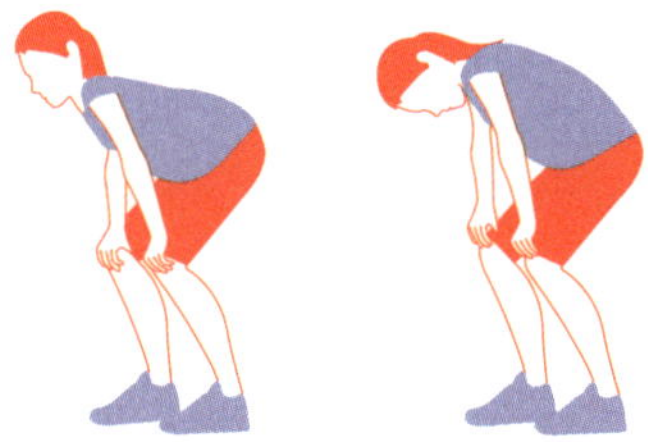

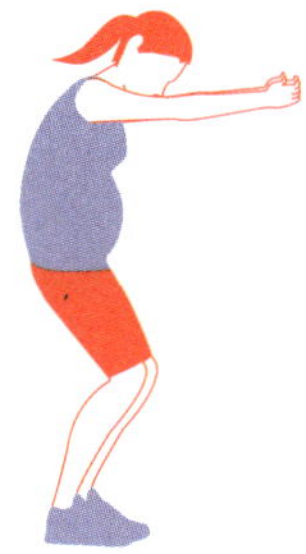

1 *Dos rond/Dos plat debout*
Debout, jambes fléchies et mains sur les genoux, alternez les positions dos rond et dos plat.

2 *Mobilisation dos rond*
En position debout, fléchissez les jambes. Arrondissez le dos. Effectuez un mouvement de gauche à droite.

ENTRAÎNEMENT

DURÉE
40 s
par exercice

RÉPÉTITIONS
3 séries

VICTORY SQUAT — *40 s*

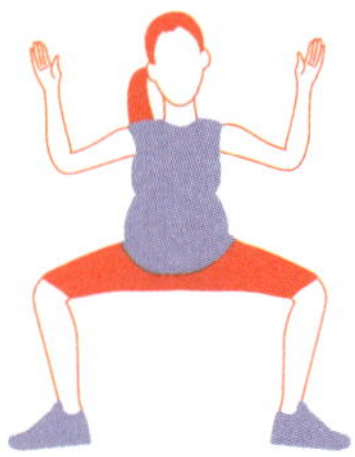

1 *Écartez largement les jambes et fléchissez-les. Levez les bras fléchis et écartés sur le côté.*

2 *Gardez le dos droit et rentrez le ventre.*

ÉLÉVATION LATÉRALE DES BRAS 1 — 40 s

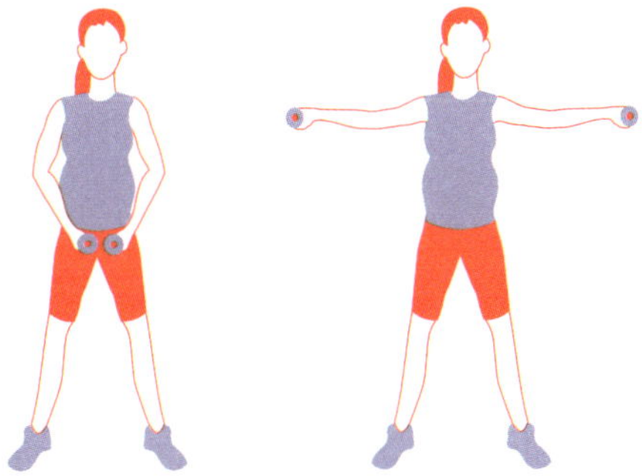

1 Debout, buste droit et jambes légèrement écartées, prenez un poids dans chaque main.

2 Effectuez des élévations latérales bras tendus.

STABILISATION BUSTE — 20 s par côté

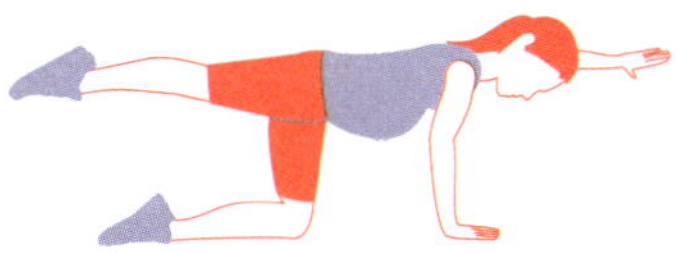

1 En quadrupédie, allongez une jambe en arrière et le bras opposé devant.

2 Maintenez la position, puis alternez.

RETOUR AU CALME — 30 s par étirement — 2 séries

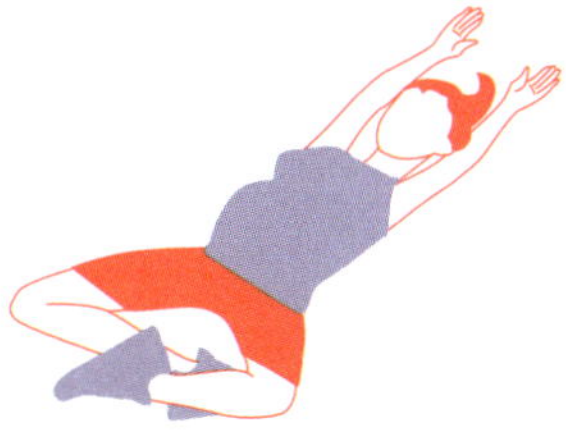

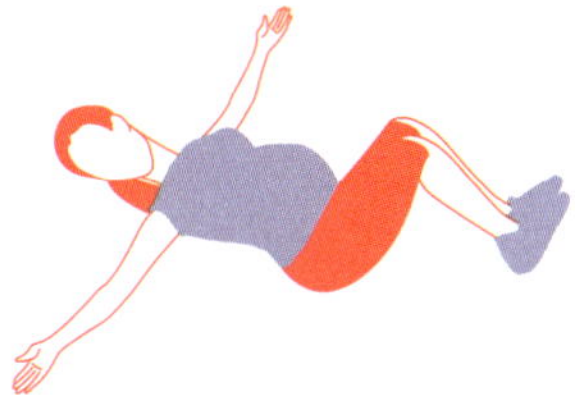

1 **Étirement dos et hanches**
Allongée sur le dos, placez les jambes en tailleur et tendez les bras au-dessus de la tête. Grandissez-vous en vous étirant au maximum.

2 **Étirement des lombaires**
Allongée au sol, bras écartés, fléchissez les genoux et pivotez le bassin, puis tournez la tête du côté opposé. Alternez.

SÉANCE #05

MUSCLES SOLLICITÉS

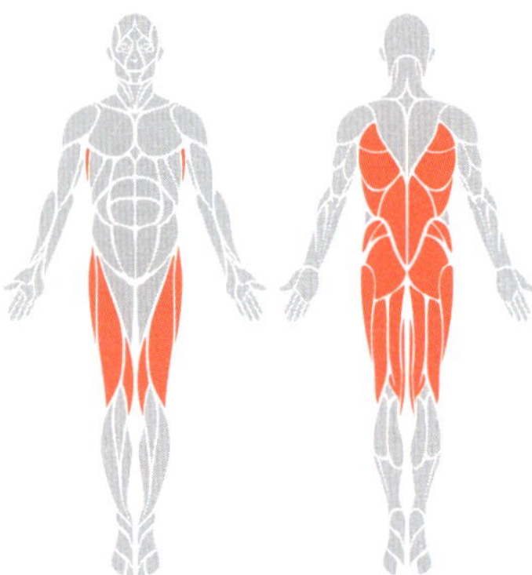

/ Quadriceps

/ Fessiers
/ Grand dorsal
/ Ischio-jambiers
/ Lombaires

30 s par exercice	3 séries	ÉCHAUFFEMENT

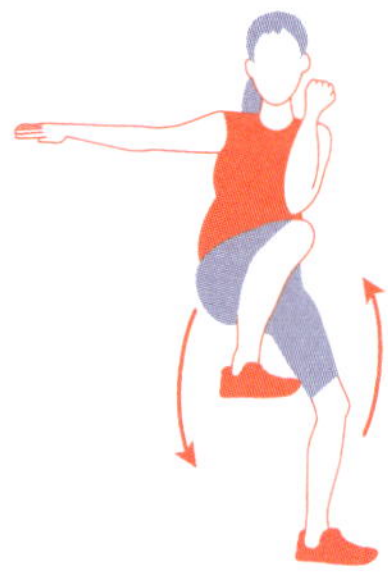

1 Montées de genoux
Marchez en montant les genoux vers la poitrine.

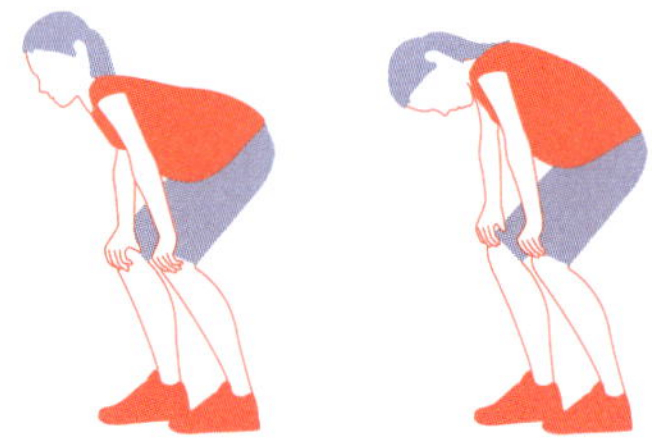

2 Dos rond/Dos plat debout
Debout, jambes fléchies et mains sur les genoux, alternez les positions dos rond et dos plat.

ENTRAÎNEMENT

DURÉE
40 s
par exercice

RÉPÉTITIONS
3 séries

SQUAT BRAS TENDUS — 40 s

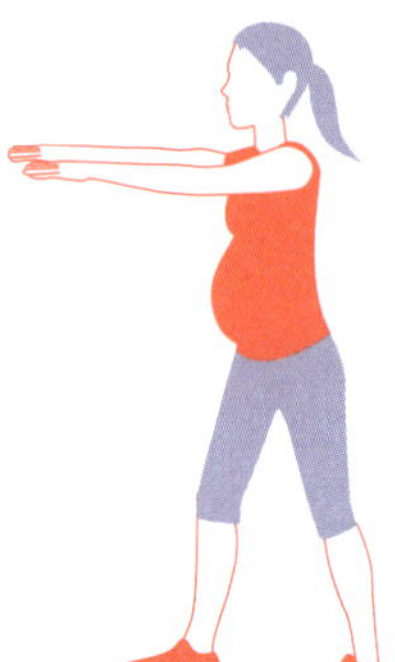

1 *Debout, jambes écartées, placez les bras tendus devant vous à hauteur des épaules.*

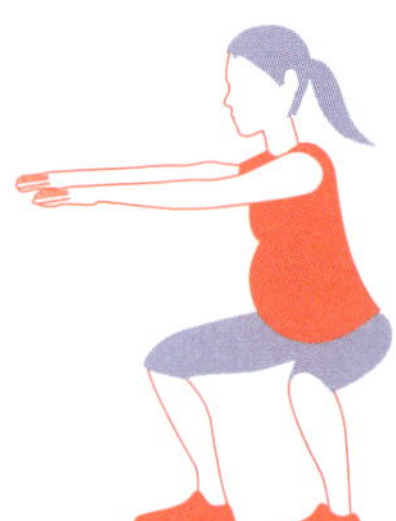

2 *Fléchissez les jambes jusqu'à ce qu'elles soient parallèles au sol. Remontez.*

FLEXION DES BRAS — 40 s

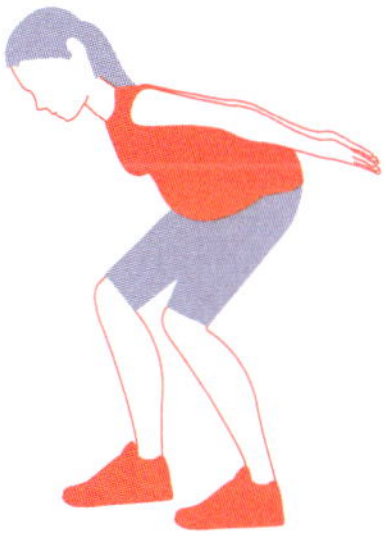

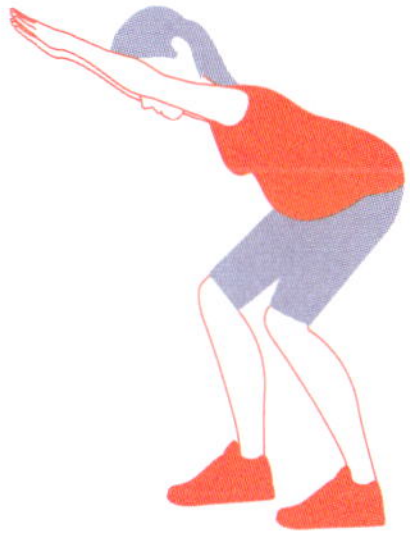

1 Debout, jambes fléchies, penchez le buste en avant.

2 Placez les mains au niveau du bassin, ramenez les bras en avant, puis en arrière.

POSTURE DU CHAMEAU — 40 s

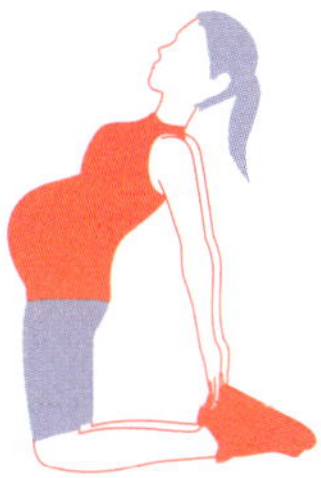

1 À genoux, posez les mains sur vos pieds.

2 Grandissez-vous et poussez le bassin vers l'avant. Maintenez 15 s, puis relâchez 5 s.

RETOUR AU CALME — 30 s par étirement — 2 séries

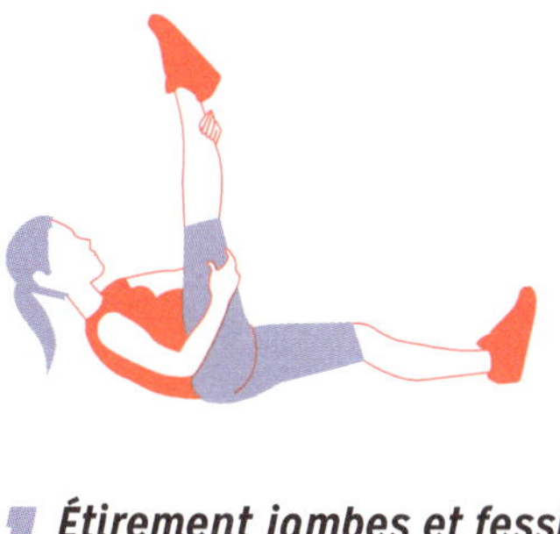

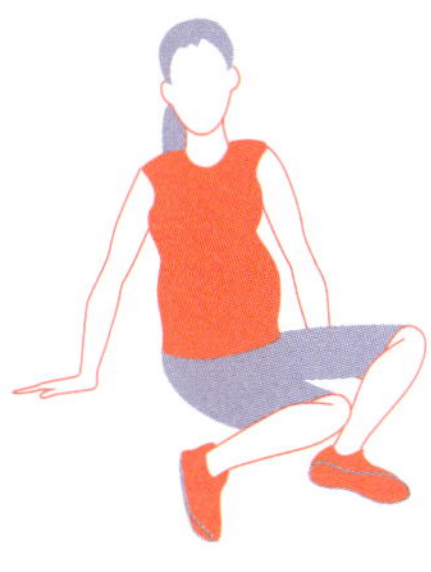

1 **Étirement jambes et fessiers**
Allongée au sol, jambe levée et tendue, attrapez l'arrière de la cuisse et tirez vers la poitrine.

2 **Étirement bas du dos**
Assise au sol, fléchissez les jambes et tournez les genoux d'un côté, puis de l'autre.

SÉANCE # 06

MATÉRIEL : *chaise et poids.*

MUSCLES SOLLICITÉS

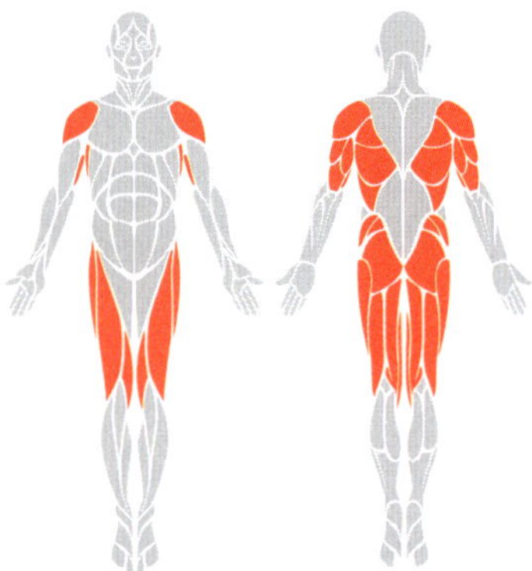

/ Deltoïdes
/ Quadriceps

/ Fessiers
/ Grand dorsal
/ Ischio-jambiers
/ Triceps

30 s par exercice	3 séries	*ÉCHAUFFEMENT*

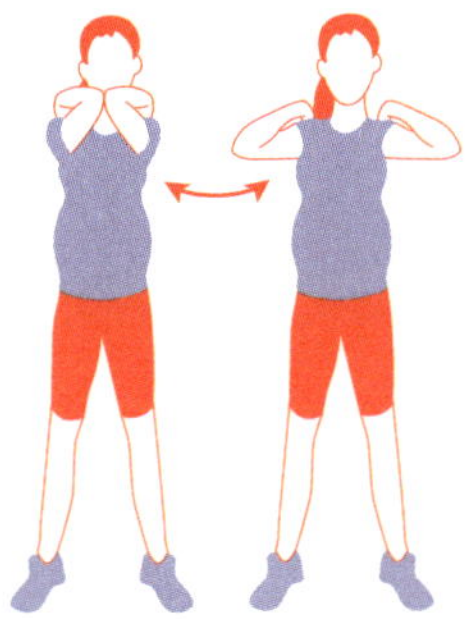

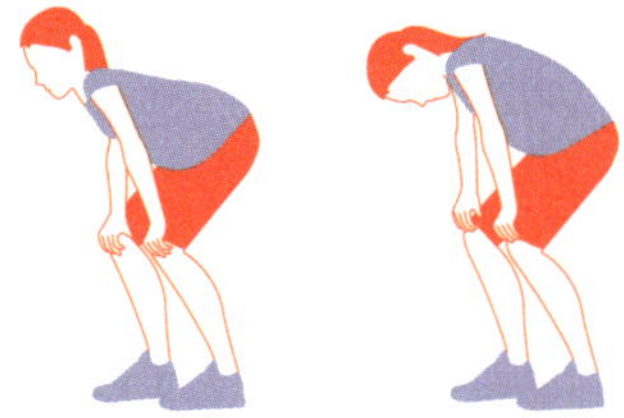

1 ***Enroulement des épaules*** *Enroulez les épaules d'avant en arrière et inversement.*

2 ***Dos rond/Dos plat debout*** *Debout, jambes fléchies et mains sur les genoux, alternez les positions dos rond et dos plat.*

ENTRAÎNEMENT

DURÉE
40 s
par exercice

RÉPÉTITIONS
3 séries

ÉLÉVATION LATÉRALE DES JAMBES — ***20 s par côté***

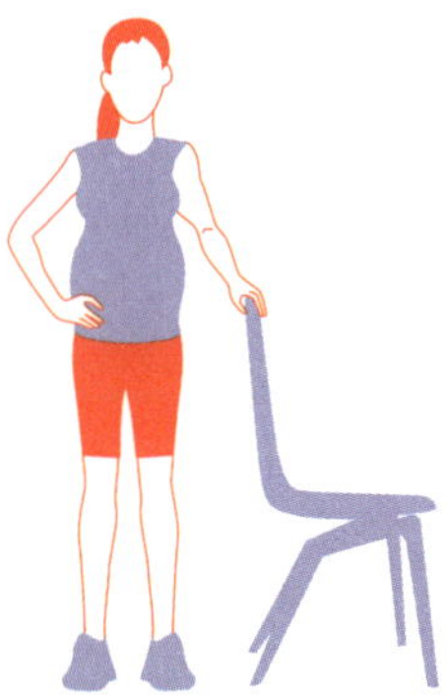

1 *Debout, jambes tendues, placez une main sur le dossier de la chaise.*

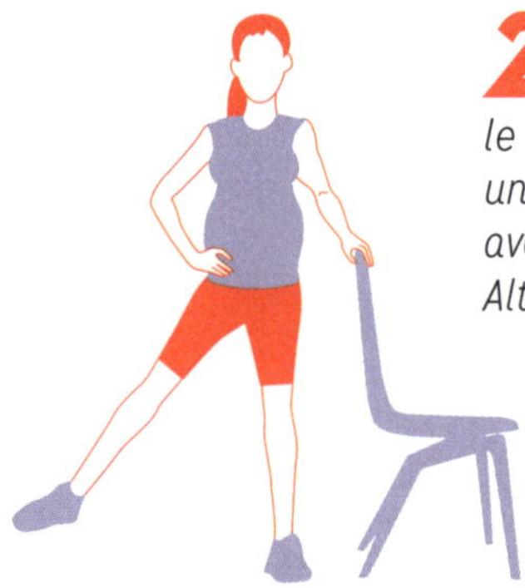

2 *Fléchissez la jambe d'appui en gardant le bassin fixe et effectuez une élévation latérale avec la jambe opposée. Alternez.*

POSTURE DU CHIEN TÊTE EN BAS — 40 s

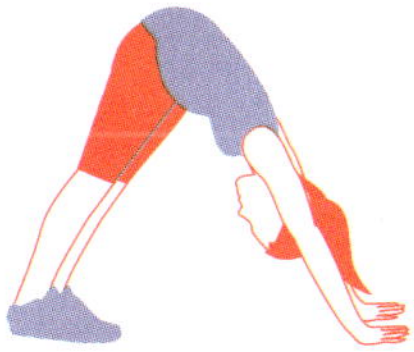

1 En quadrupédie, étirez les bras vers l'avant et posez les fesses sur les talons.

2 Levez les jambes en vous mettant sur la pointe des pieds, mains bien à plat, et levez au maximum les fesses. Maintenez 15 s, puis relâchez 5 s.

EXTENSION DES BRAS — 40 s

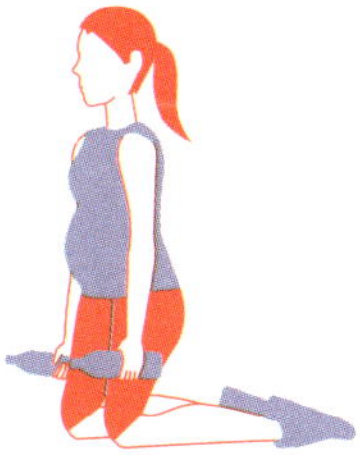

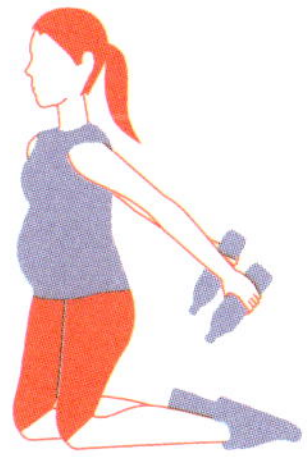

1 À genoux, basculez le dos légèrement en arrière, sans bouger le buste.

2 Prenez un poids dans chaque main, levez les bras en arrière, puis ramenez-les au niveau des hanches et alternez.

RETOUR AU CALME — 30 s par étirement — 2 séries

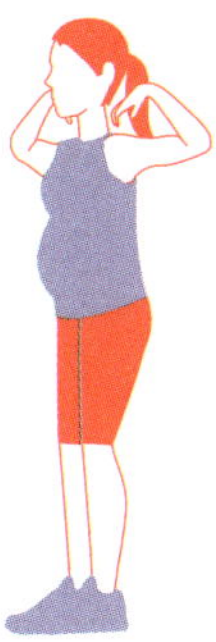

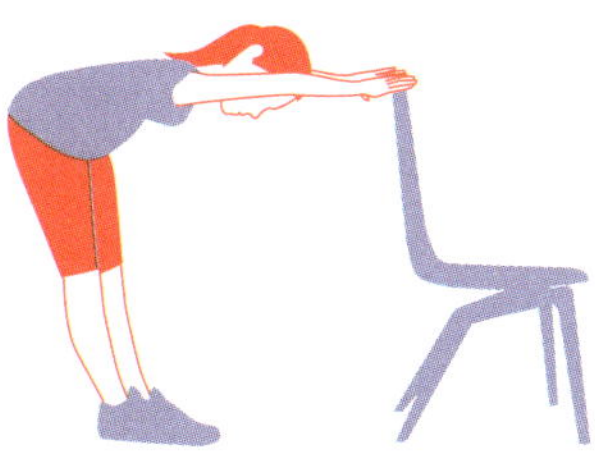

1 ***Étirement des épaules***
Debout, dos droit, placez les mains sur les épaules et poussez les coudes en arrière.

2 ***Étirement dos et cuisses***
Debout, jambes tendues, penchez-vous en avant et placez les bras tendus sur le dossier de la chaise. Puis reculez les fesses en arrière.

SÉANCE # 07

MATÉRIEL : *chaise.*

MUSCLES SOLLICITÉS

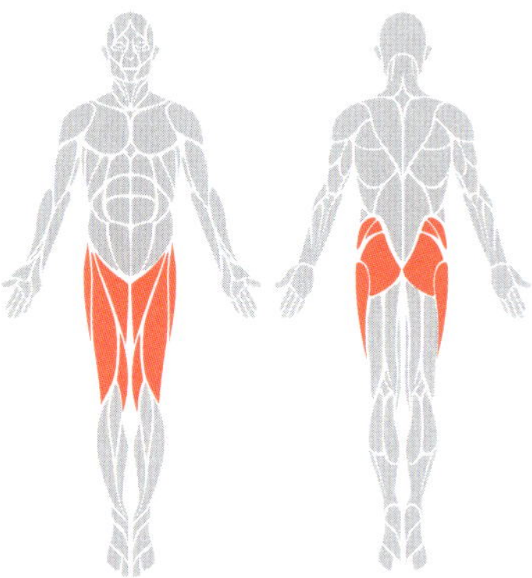

/ Adducteurs
/ Quadriceps

/ Fessiers

30 s par exercice | 3 séries | *ÉCHAUFFEMENT*

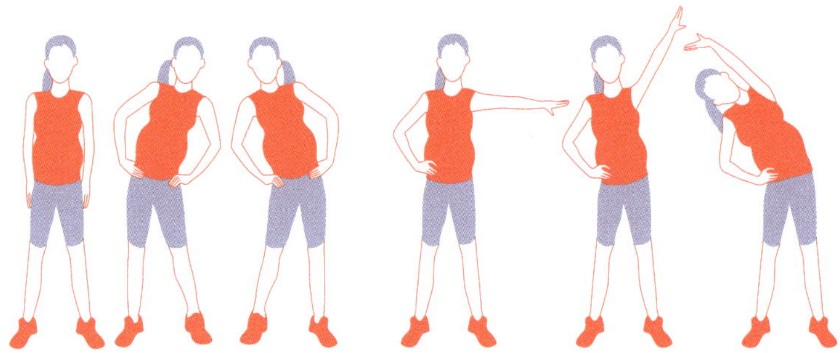

1 ***Mobilisation du bassin***
Debout, jambes fixes. Rotation du bassin de droite à gauche, puis inversez.

2 ***Inclinaison du buste***
Debout, les jambes écartées, étendez un bras latéralement. Montez le bras en inclinant le buste du côté opposé. Alternez.

ENTRAÎNEMENT

DURÉE
40 s
par exercice

RÉPÉTITIONS
3 séries

POSTURE DU GUERRIER AU SOLEIL | *20 s par côté*

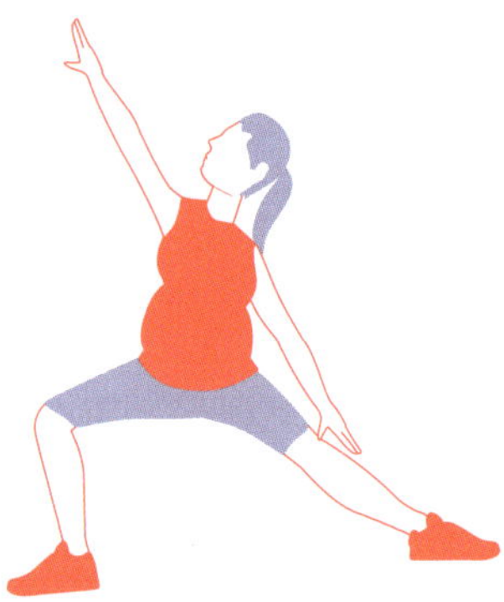

1 *Placez-vous en fente avant, une main sur la cuisse.*

2 *Poussez le bassin vers le sol en faisant glisser la main sur la cuisse, puis levez l'autre bras. Alternez.*

ÉLÉVATION LATÉRALE ALLONGÉE 1 — 20 s par côté

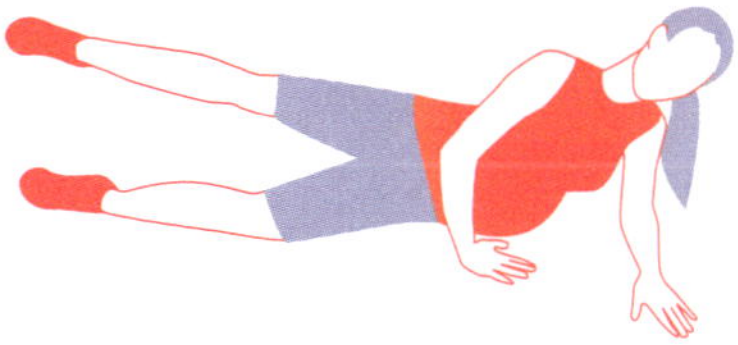

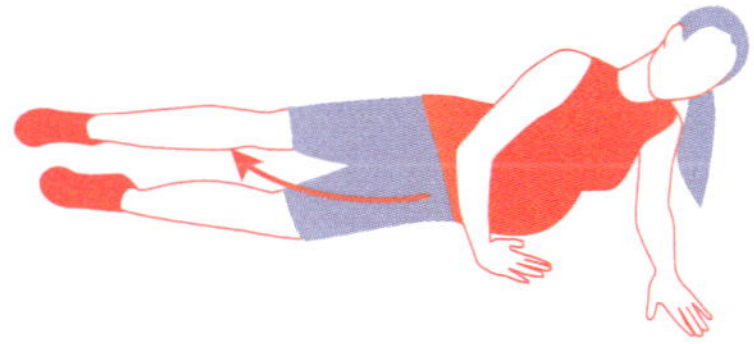

1 En position de planche latérale sur les coudes, fléchissez la jambe d'appui.

2 Montez et descendez la jambe opposée sans bouger le bassin, les orteils du pied vers le sol. Alternez.

LEVÉE DE BASSIN — 40 s

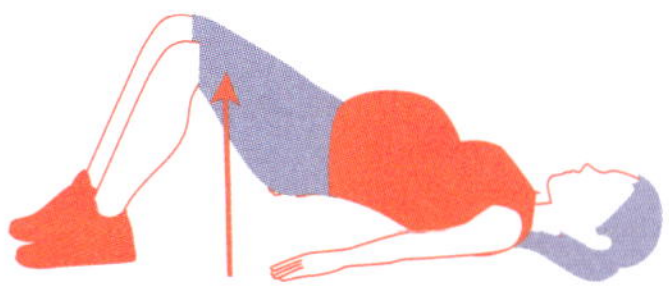

1 Allongée sur le dos, jambes fléchies et bras tendus, décollez le bassin.

2 Montez et descendez le bassin sans toucher le sol.

RETOUR AU CALME — 30 s par étirement — 2 séries

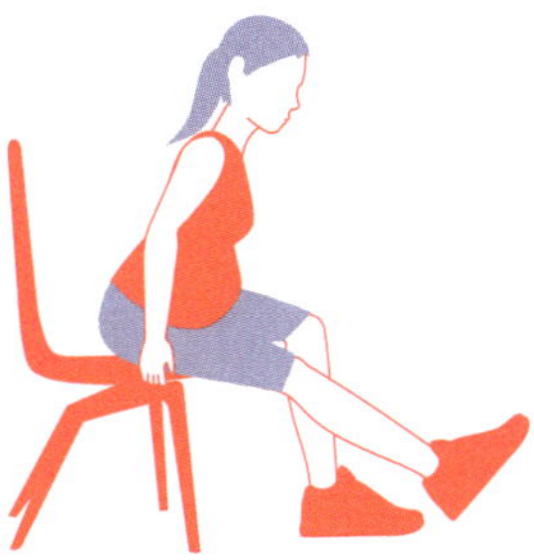

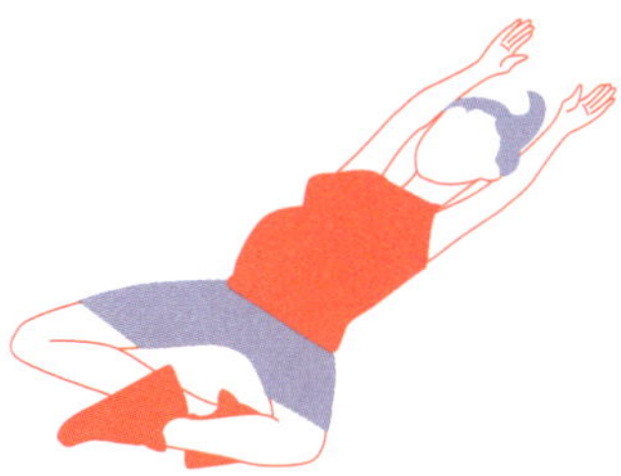

1 **Étirement des cuisses**
Assise sur le bord de la chaise, tendez une jambe et penchez le buste en avant. Alternez.

2 **Étirement dos et hanches**
Allongée sur le dos, placez les jambes en tailleur et tendez les bras au-dessus de la tête. Grandissez-vous en vous étirant au maximum.

SÉANCE # 08

MATÉRIEL : *chaise.*

MUSCLES SOLLICITÉS

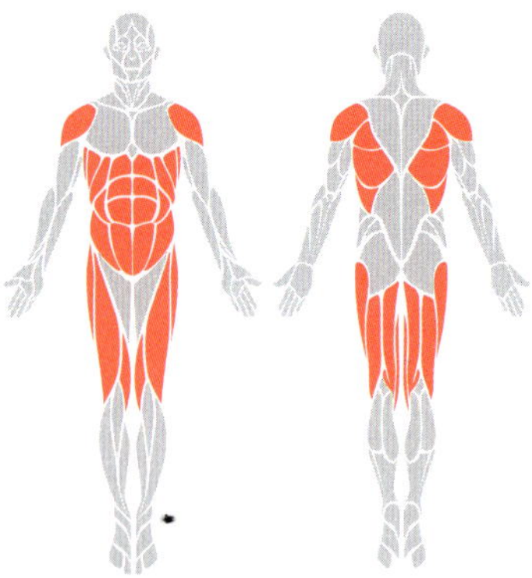

/ Abdominaux
/ Deltoïdes
/ Obliques
/ Quadriceps
/ Grand dorsal
/ Ischio-jambiers

30 s par exercice	3 séries	ÉCHAUFFEMENT

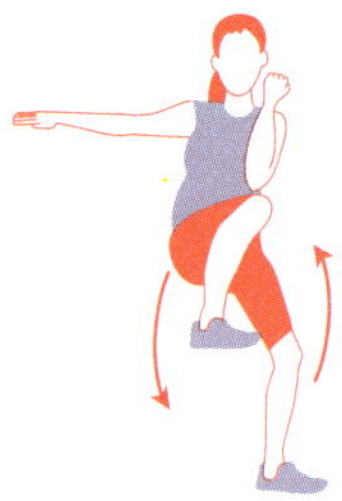

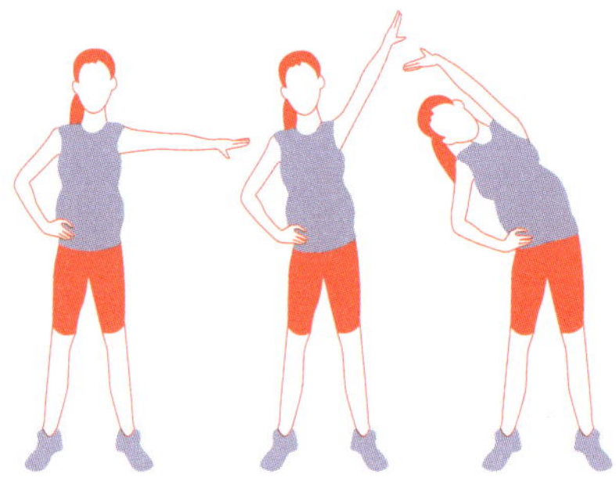

1 Montées de genoux
Marchez en montant les genoux vers la poitrine.

2 Inclinaison du buste
Debout, les jambes écartées, étendez un bras latéralement. Montez le bras en inclinant le buste du côté opposé. Alternez.

ENTRAÎNEMENT

DURÉE
40 s
par exercice

RÉPÉTITIONS
3 séries

CHAISE CONTRE LE MUR — 40 s

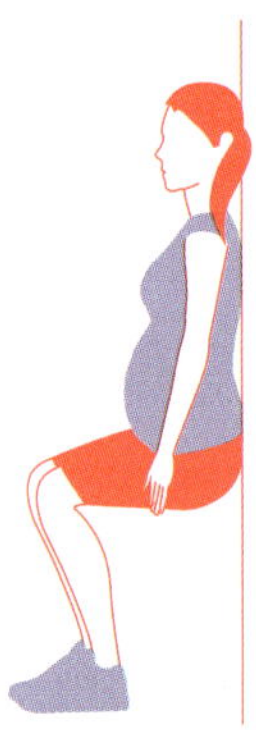

1 *Debout, placez le dos contre un mur.*

2 *Effectuez une flexion de jambes et maintenez la position.*

ROTATION COLONNE VERTÉBRALE | 20 s par côté

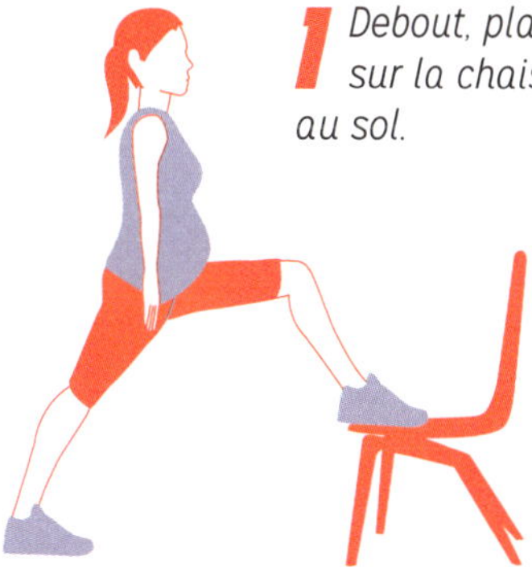

1 Debout, placez un pied sur la chaise et l'autre au sol.

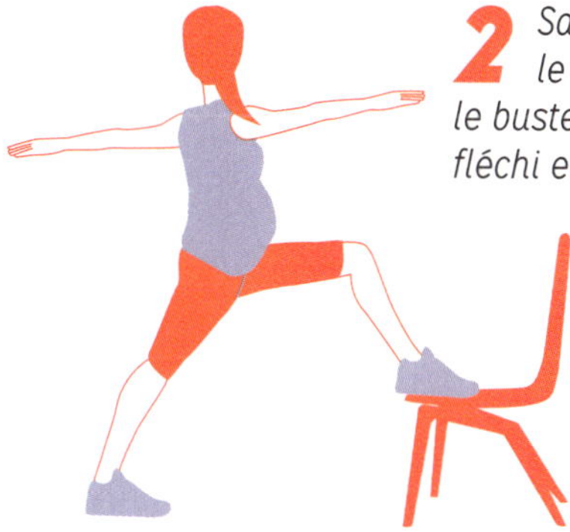

2 Sans bouger le bassin, tournez le buste vers le genou fléchi et alternez.

POSTURE DU BÂTON (VARIANTE) | 40 s

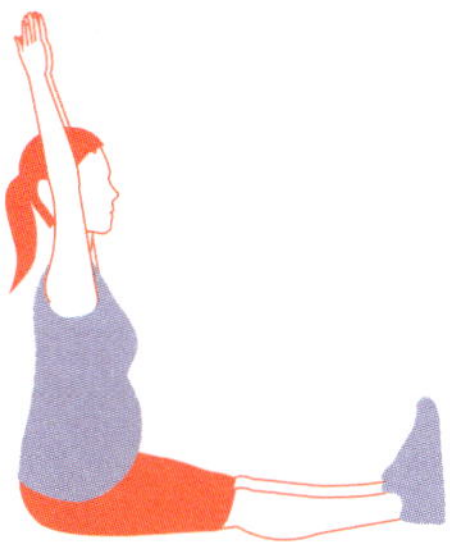

1 Asseyez-vous jambes tendues et serrées, les mains de chaque côté du corps.

2 Conservez le dos bien droit, levez les bras et joignez les mains. Maintenez 15 s, puis relâchez 5 s.

RETOUR AU CALME | 30 s par étirement | 2 séries

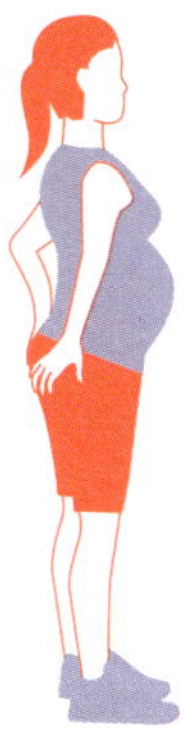

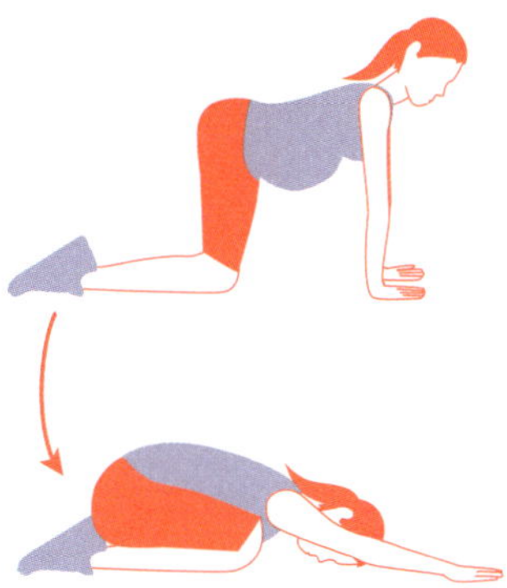

1 Étirement ceinture scapulaire
Debout, jambes fléchies, placez les mains sur les fesses et reculez au maximum les coudes vers l'arrière.

2 Étirement du dos 1
À genoux, reculez les fesses. Posez-les sur les talons. Allongez les bras loin devant.

SÉANCE #09

MATÉRIEL : *coussin.*

MUSCLES SOLLICITÉS

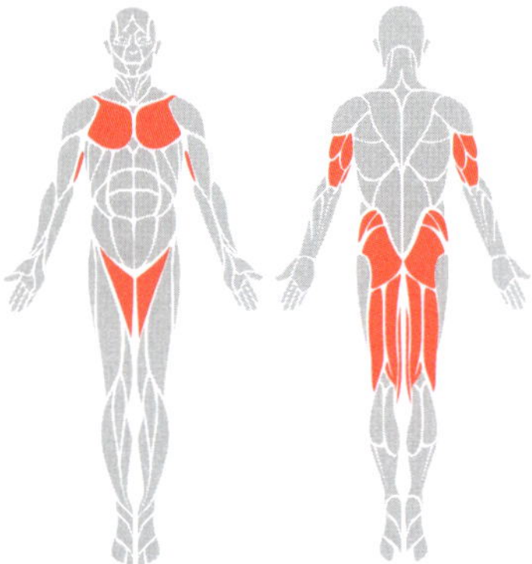

/ Adducteurs
/ Pectoraux

/ Fessiers
/ Ischio-jambiers
/ Triceps

30 s par exercice	3 séries	*ÉCHAUFFEMENT*

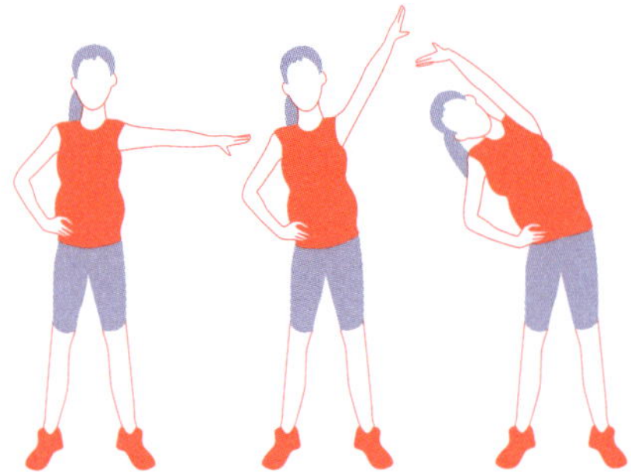

1 Mobilisation du bassin
Debout, jambes fixes. Rotation du bassin de droite à gauche, puis inversez.

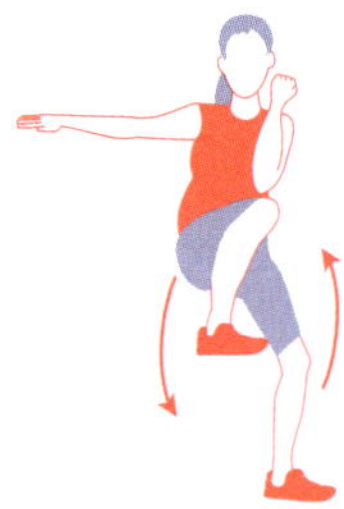

2 Montées de genoux
Marchez en montant les genoux vers la poitrine.

ENTRAÎNEMENT

DURÉE
40 s
par exercice

RÉPÉTITIONS
3 séries

ÉLÉVATION LATÉRALE ALLONGÉE 2 — *20 s par côté*

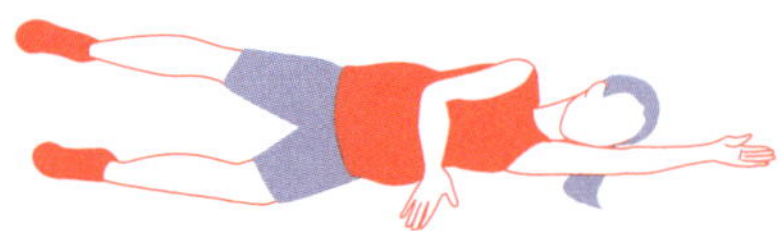

1 *Allongée sur le sol, placez-vous de profil avec le bras d'appui tendu au-dessus de la tête.*

2 *Montez et descendez une jambe. Alternez.*

ADDUCTION DES CUISSES — 40 s

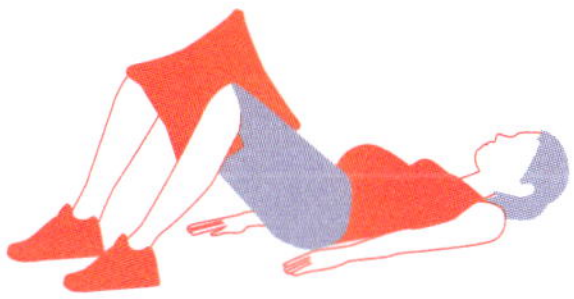

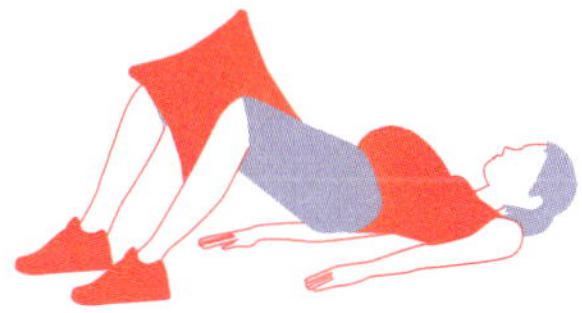

1 Allongez-vous sur le dos, genoux légèrement fléchis. Placez un coussin entre les cuisses.

2 Serrez les pieds et les genoux. Montez et descendez le bassin.

POMPES À GENOUX — 40 s

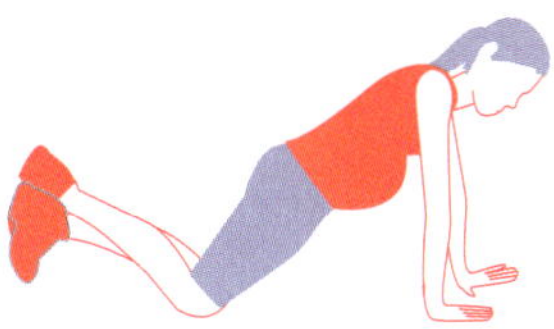

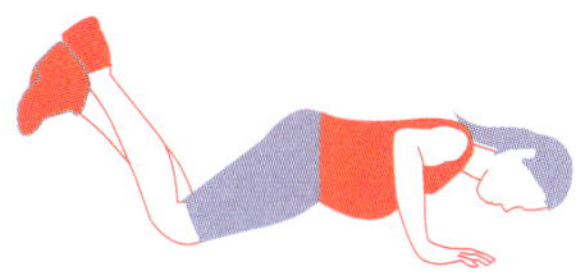

1 En quadrupédie, avancez les mains à hauteur de poitrine. En appui sur les genoux, fléchissez les bras.

2 Descendez le buste jusqu'à toucher le sol avec le ventre et la poitrine. Remontez en tendant les bras.

RETOUR AU CALME — 30 s par étirement — 2 séries

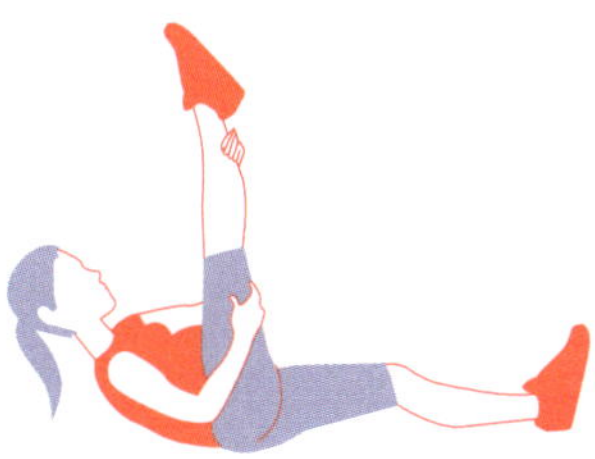

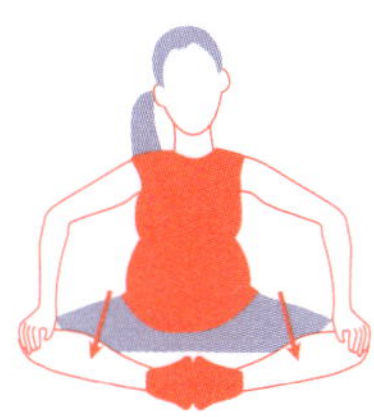

1 **Étirement jambes et fessiers**
Allongée au sol, jambe levée et tendue, attrapez l'arrière de la cuisse et tirez vers la poitrine.

2 **Étirement adducteurs et hanches**
Assise en tailleur, gardez les pieds joints et le dos droit. Puis poussez les genoux vers le sol.

SÉANCE #10

MATÉRIEL : *poids.*

MUSCLES SOLLICITÉS

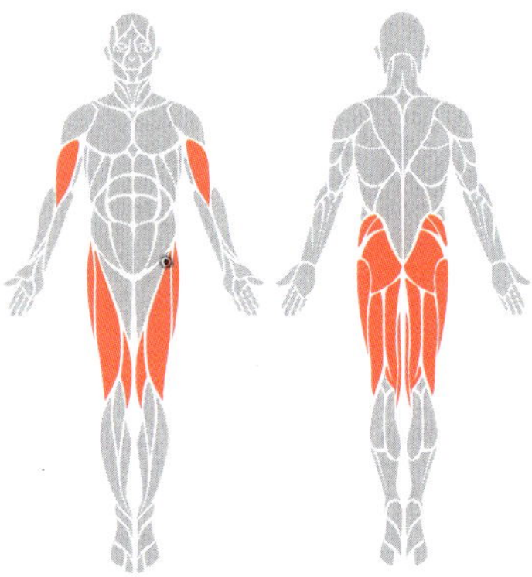

/ Biceps
/ Quadriceps

/ Fessiers
/ Ischio-jambiers

30 s par exercice	3 séries	*ÉCHAUFFEMENT*

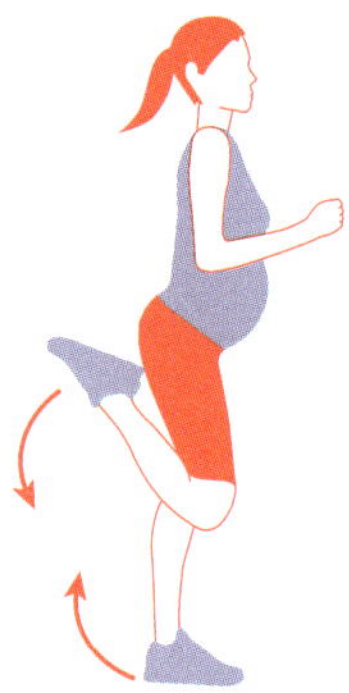

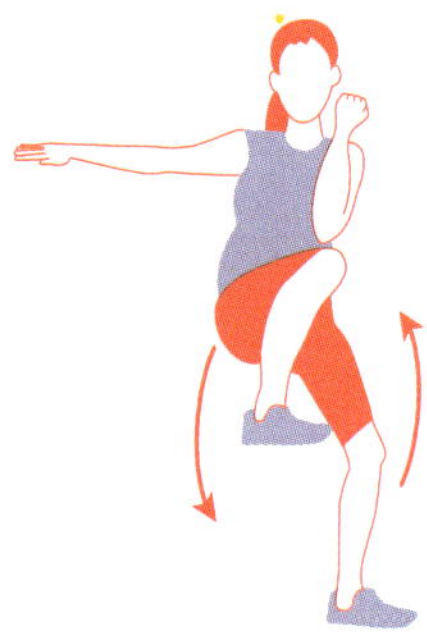

1 *Talons-fesses*
Marchez rapidement en ramenant les talons contre les fesses.

2 *Montées de genoux*
Marchez en montant les genoux vers la poitrine.

ENTRAÎNEMENT

DURÉE
40 s
par exercice

RÉPÉTITIONS
3 séries

FENTE ARRIÈRE CROISÉE — *20 s par côté*

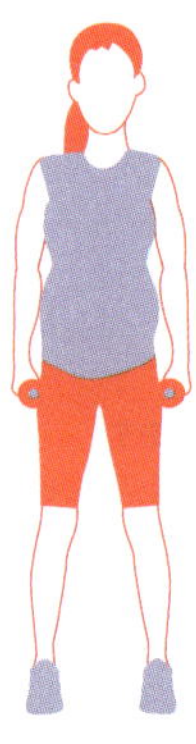

1 *Debout, jambes légèrement écartées, croisez une jambe en arrière et faites une flexion de la jambe avant.*

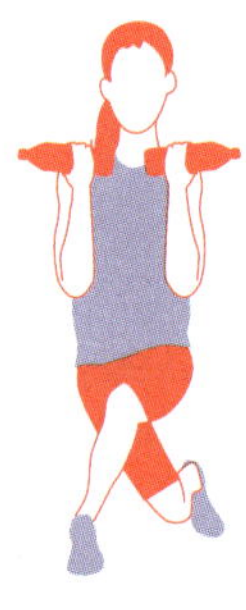

2 *Effectuez une flexion de bras avec un poids dans chaque main. Alternez.*

SIDE KICK STABILISATION — 20 s par côté

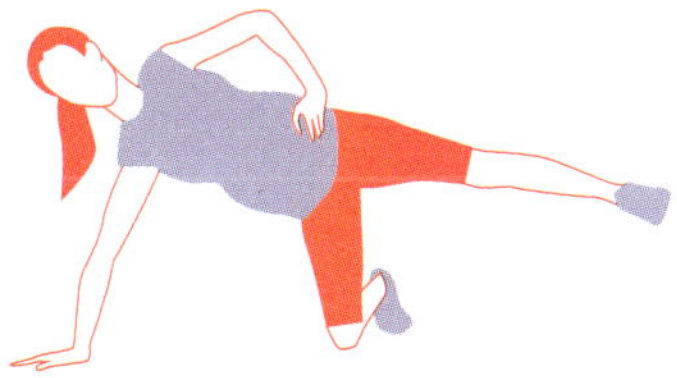

1 À genoux, basculez le bassin et alignez une main au sol.

2 Levez la jambe opposée, tendue, sans bouger le bassin. Avancez et reculez la jambe, puis alternez.

FLEXION DE LA HANCHE — 40 s

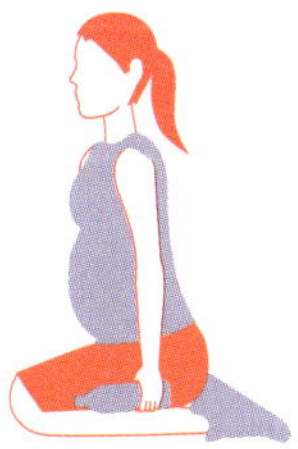

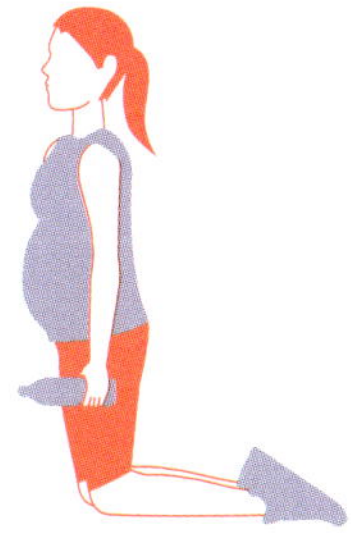

1 En position assise, placez les fesses sur les talons et prenez un poids dans chaque main.

2 Relevez les fesses et mettez-vous à genoux, puis alternez.

RETOUR AU CALME — 30 s par étirement — 2 séries

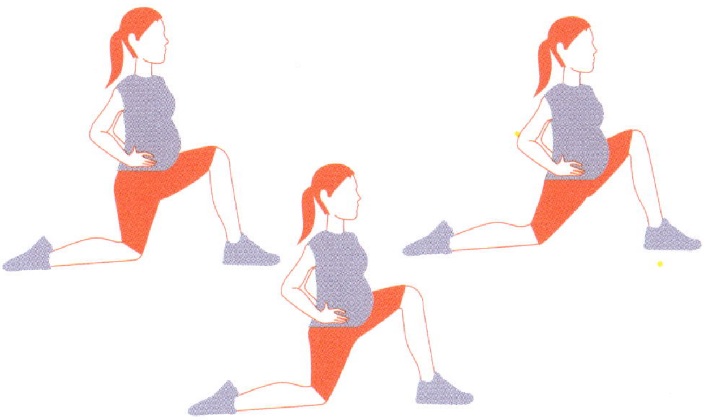

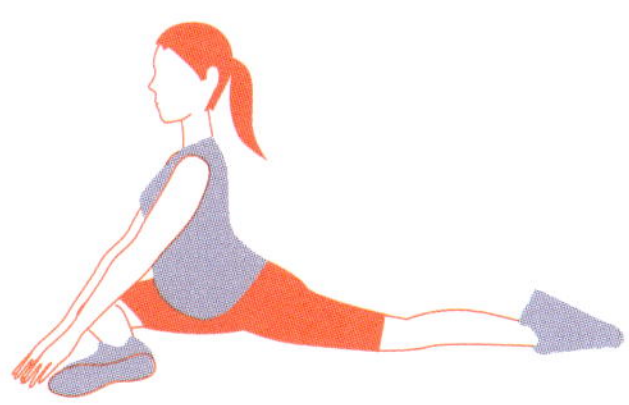

1 **Étirement des jambes**
Posez un genou au sol et l'autre pied plus avancé que le genou opposé. Poussez le bassin loin devant. Alternez.

2 **Étirement des cuisses**
Allongée sur un côté, poussez le bassin vers l'avant.
Tirez une cuisse en arrière et vers le haut. Alternez les cuisses.

SÉANCE #11

MATÉRIEL : *chaise.*

MUSCLES SOLLICITÉS

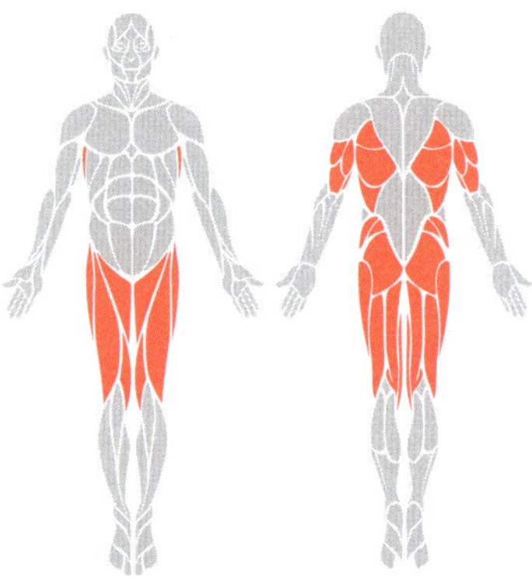

/ Adducteurs
/ Quadriceps

/ Fessiers
/ Grand dorsal
/ Ischio-jambiers
/ Triceps

30 s par exercice	3 séries	*ÉCHAUFFEMENT*

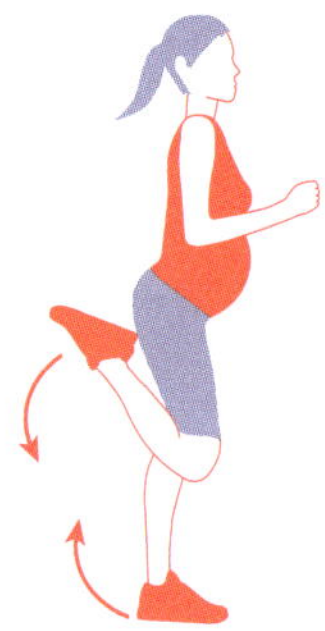

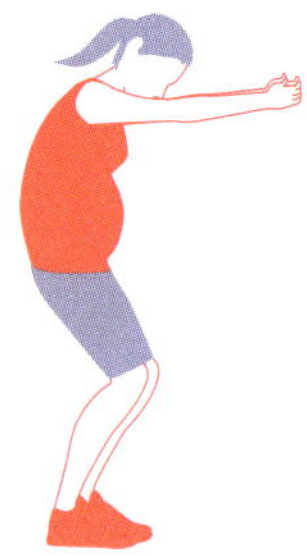

1 ***Talons-fesses***
Marchez rapidement en ramenant les talons contre les fesses.

2 ***Mobilisation dos rond***
En position debout, fléchissez les jambes. Arrondissez le dos. Effectuez un mouvement de gauche à droite.

ENTRAÎNEMENT

DURÉE
40 s
par exercice

RÉPÉTITIONS
3 séries

SQUAT SUR UNE JAMBE — *20 s par côté*

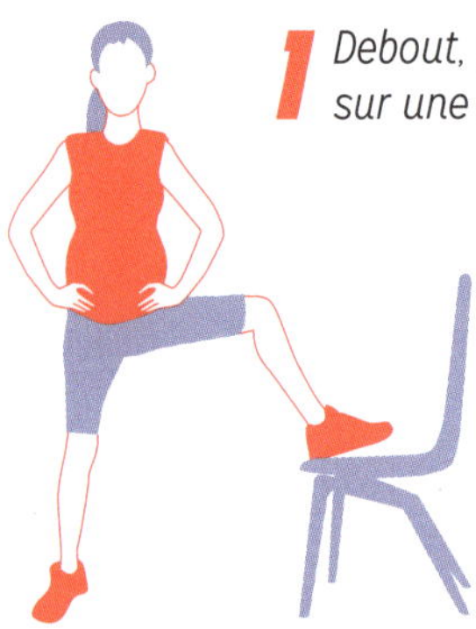

1 *Debout, placez un pied sur une chaise.*

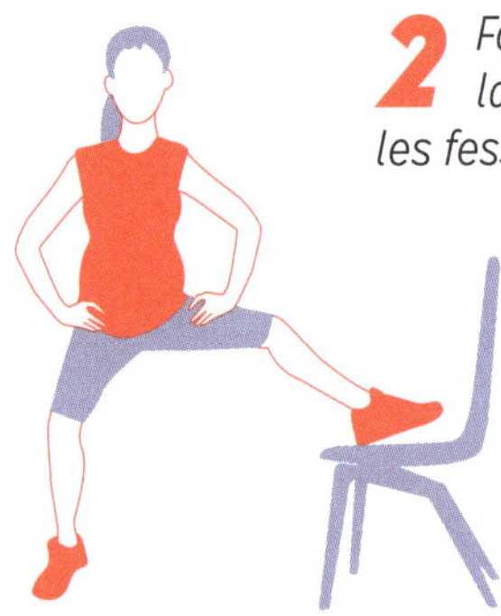

2 *Faites une petite flexion avec la jambe au sol en reculant les fesses vers l'arrière. Alternez.*

GAINAGE DOS — 40 s

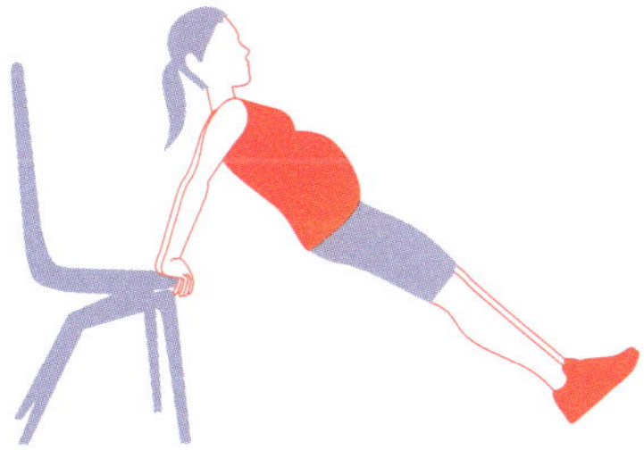

1 Assise au sol, dos à la chaise, placez les mains sur le bord de celle-ci.

2 Montez le bassin en gardant les jambes et les bras tendus.

POSTURE DU CHAT — 40 s

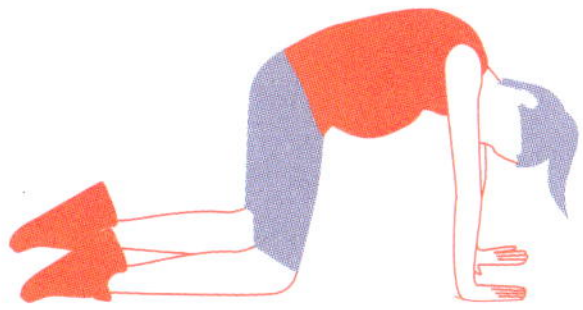

1 En quadrupédie, écartez les jambes de la largeur des hanches.

2 Arrondissez le dos en tendant les bras et rentrez le nombril. Maintenez 15 s, puis relâchez 5 s.

RETOUR AU CALME — 30 s par étirement — 2 séries

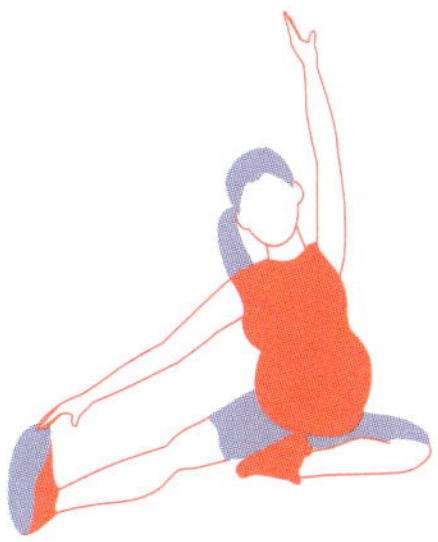

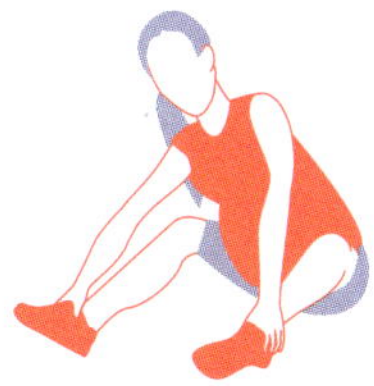

1 **Étirement buste et cuisses**
Assise au sol, une jambe allongée et l'autre pliée, attrapez vos orteils, puis levez le bras opposé. Alternez.

2 **Étirement des hanches 1**
Assise au sol, dos droit et jambes écartées, attrapez vos chevilles et penchez le buste en avant.

SÉANCE #12

MATÉRIEL : *poids.*

MUSCLES SOLLICITÉS

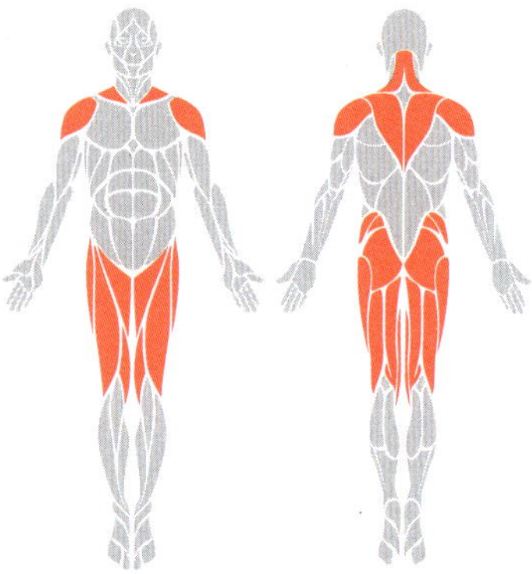

/ Adducteurs
/ Deltoïdes
/ Quadriceps
/ Trapèzes
/ Fessiers
/ Ischio-jambiers

30 s par exercice	3 séries	*ÉCHAUFFEMENT*

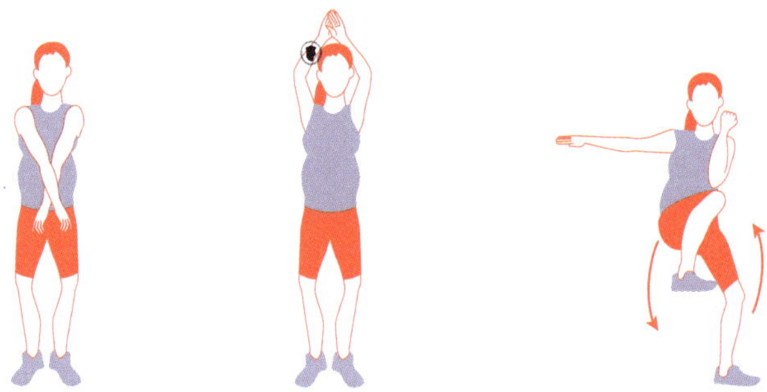

1 *Auto-grandissement en mouvement*
Debout et jambes fléchies, levez les bras, mains croisées au-dessus de la tête et étirez-vous doucement de chaque côté. Faites de même, bras descendus.

2 Montées de genoux
Marchez en montant les genoux vers la poitrine.

ENTRAÎNEMENT

DURÉE
40 s par exercice

RÉPÉTITIONS
3 séries

ROWING MAINS ÉCARTÉES — *40 s*

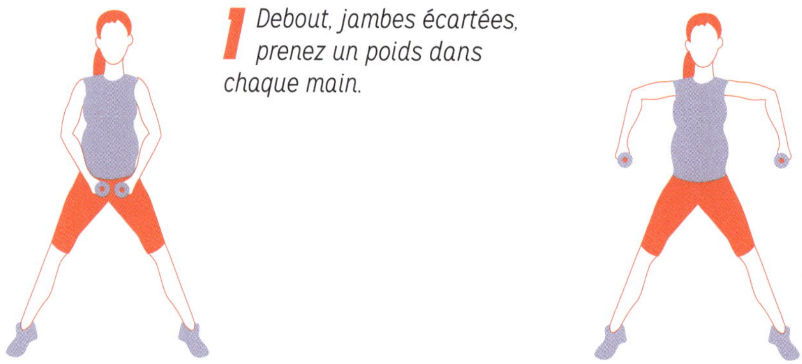

1 *Debout, jambes écartées, prenez un poids dans chaque main.*

2 *Montez les coudes sur le côté jusqu'aux épaules.*

SQUAT STATIQUE — 40 s

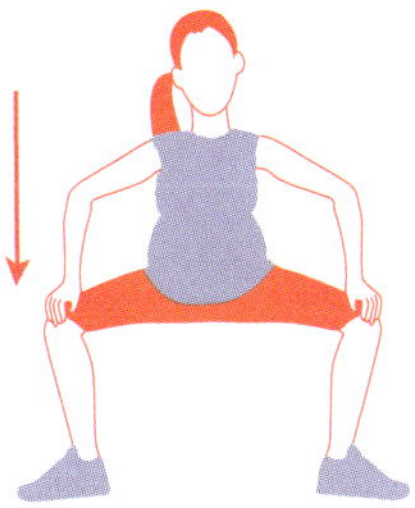

1 Debout, jambes écartées, gardez les mains sur les cuisses et fléchissez les jambes.

2 Restez en position statique basse.

LEVÉE DE BASSIN — 40 s

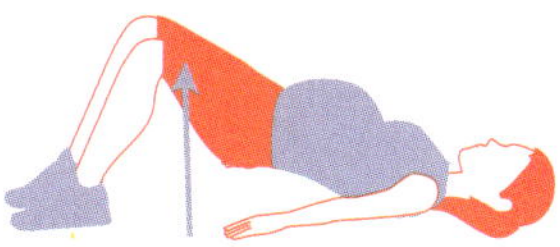

1 Allongée sur le dos, jambes fléchies et bras tendus, décollez le bassin.

2 Montez et descendez le bassin sans toucher le sol.

RETOUR AU CALME — 30 s par étirement — 2 séries

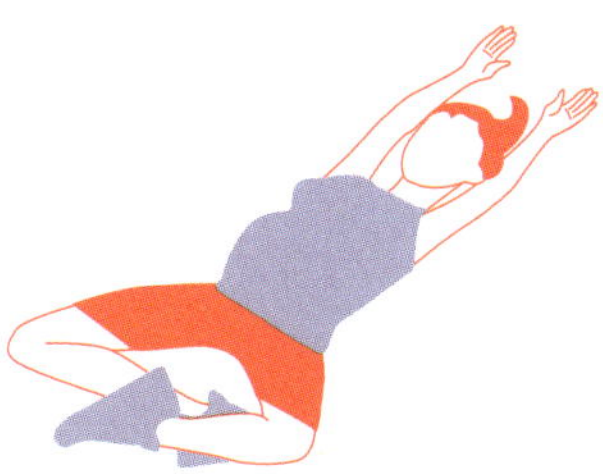

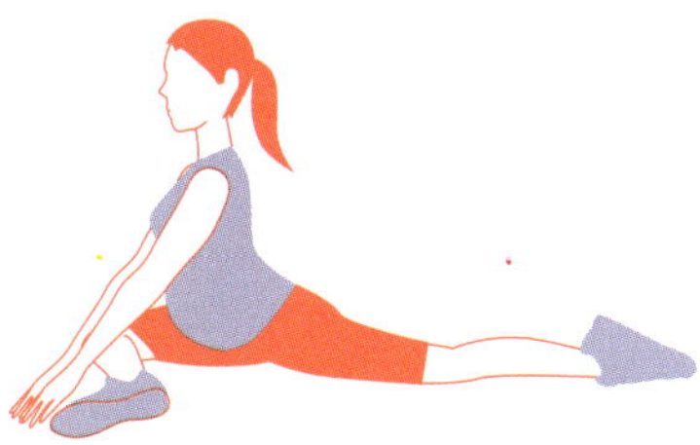

1 **Étirement dos et hanches**
Allongée sur le dos, placez les jambes en tailleur et tendez les bras au-dessus de la tête. Grandissez-vous en vous étirant au maximum.

2 **Étirement des cuisses**
Allongée sur un côté, poussez le bassin vers l'avant. Tirez une cuisse en arrière et vers le haut. Alternez les cuisses.

SÉANCE #13

MATÉRIEL : *chaise.*

MUSCLES SOLLICITÉS

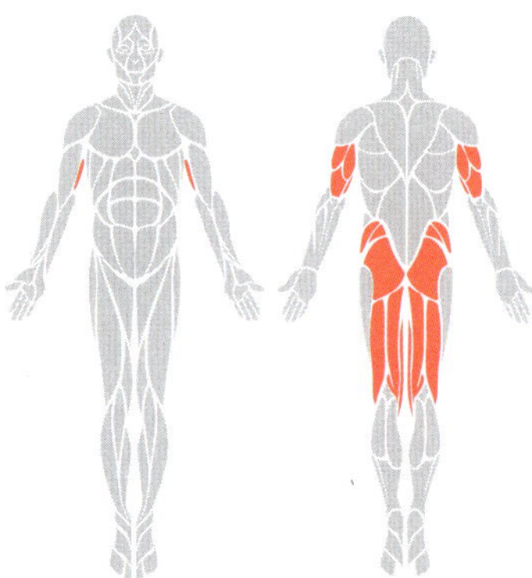

/ Fessiers
/ Ischio-jambiers
/ Triceps

30 s par exercice | 3 séries | *ÉCHAUFFEMENT*

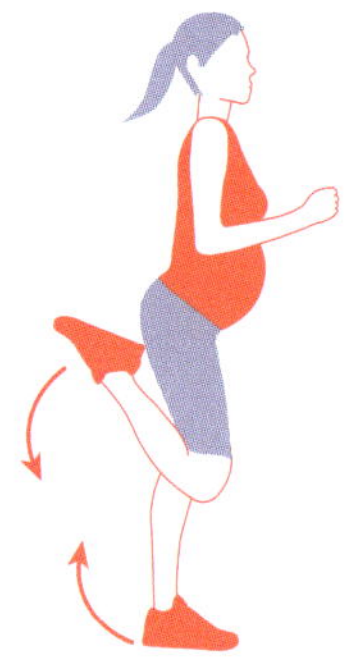

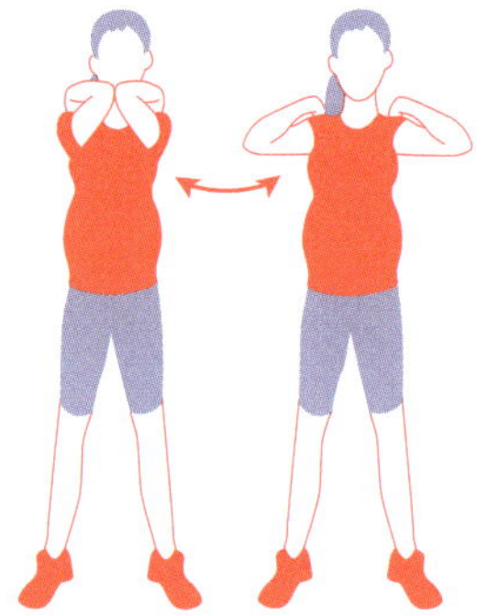

1 *Talons-fesses*
Marchez rapidement en ramenant les talons contre les fesses.

2 *Enroulement des épaules*
Enroulez les épaules d'avant en arrière et inversement.

ENTRAÎNEMENT

DURÉE
40 s
par exercice

RÉPÉTITIONS
3 séries

ÉLÉVATION ARRIÈRE DES JAMBES — *20 s par côté*

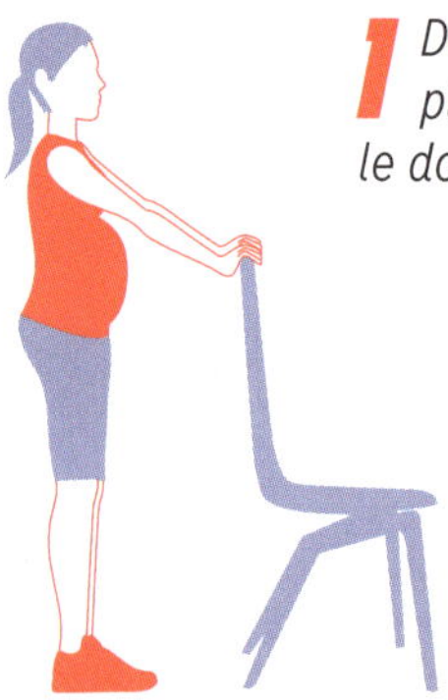

1 *Debout, jambes tendues, placez les mains sur le dossier de la chaise.*

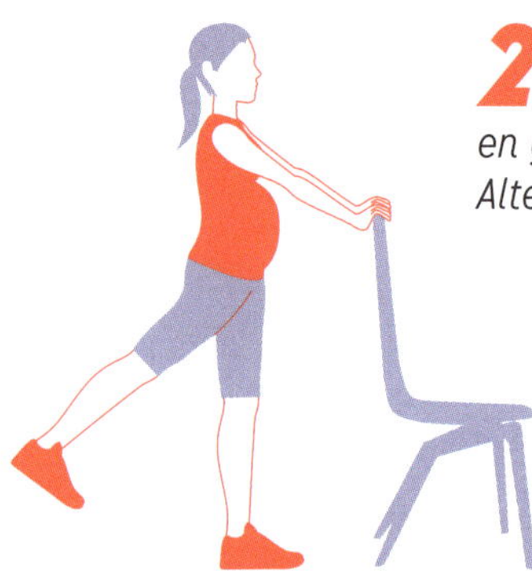

2 *Montez et descendez une jambe en arrière en gardant le bassin fixe. Alternez.*

DIPS SUR CHAISE JAMBES FLÉCHIES — 40 s

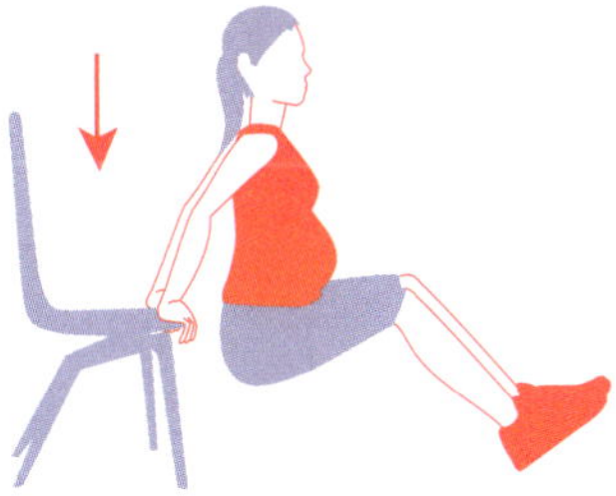

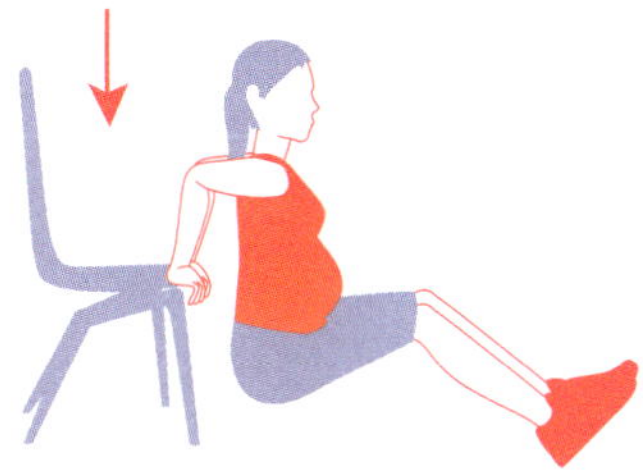

1 *Asseyez-vous dos à la chaise, jambes fléchies. Les bras sont en appui, coudes fléchis, sur la chaise.*

2 *Par des flexions/extensions des bras, décollez le bassin.*

MONTÉE DE BASSIN SUR UNE JAMBE — 20 s par côté

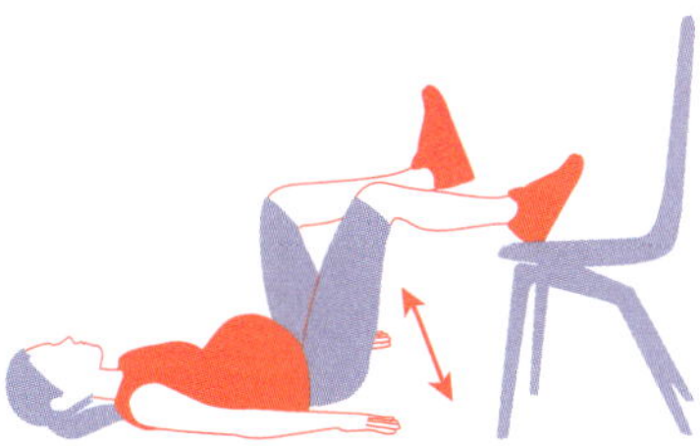

1 *Allongée sur le dos, bras le long du corps, posez les deux pieds sur la chaise, jambes fléchies.*

2 *Montez et descendez le bassin en gardant un seul talon comme appui. Alternez.*

RETOUR AU CALME — 30 s par étirement — 2 séries

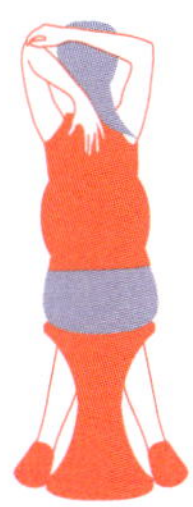

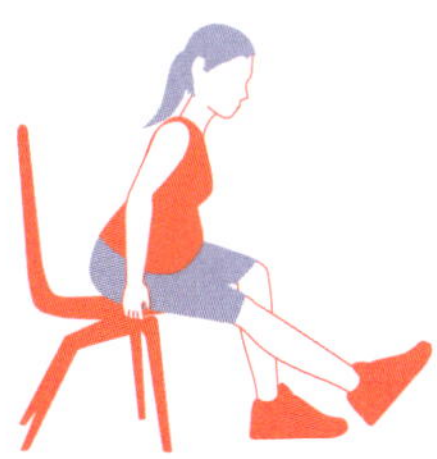

1 Étirement des bras
Assise sur la chaise, étendez le buste, passez une main sur le haut du dos et poussez le coude vers le sol avec l'autre bras.

2 Étirement des cuisses
Assise sur le bord de la chaise, tendez une jambe et penchez le buste en avant. Alternez.

SÉANCE #14

MATÉRIEL : *chaise.*

MUSCLES SOLLICITÉS

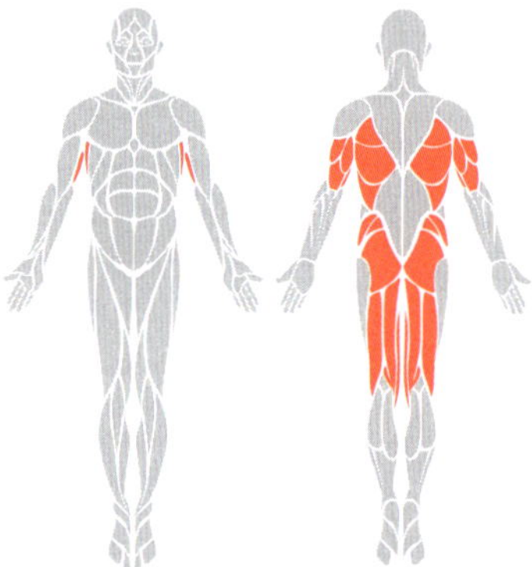

/ Fessiers
/ Grand dorsal
/ Ischio-jambiers
/ Triceps

30 s par exercice	3 séries	*ÉCHAUFFEMENT*

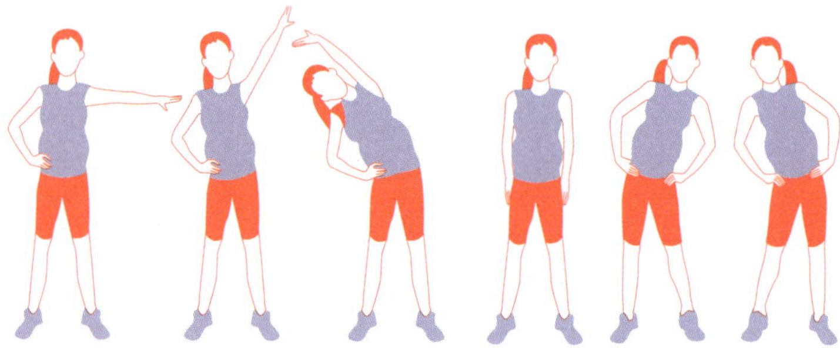

1 *Inclinaison du buste*
Debout, les jambes écartées, étendez un bras latéralement. Montez le bras en inclinant le buste du côté opposé. Alternez.

2 *Mobilisation du bassin*
Debout, jambes fixes. Rotation du bassin de droite à gauche, puis inversez.

ENTRAÎNEMENT

DURÉE
40 s
par exercice

RÉPÉTITIONS
3 séries

POSTURE DE LA LUNE — *20 s par côté*

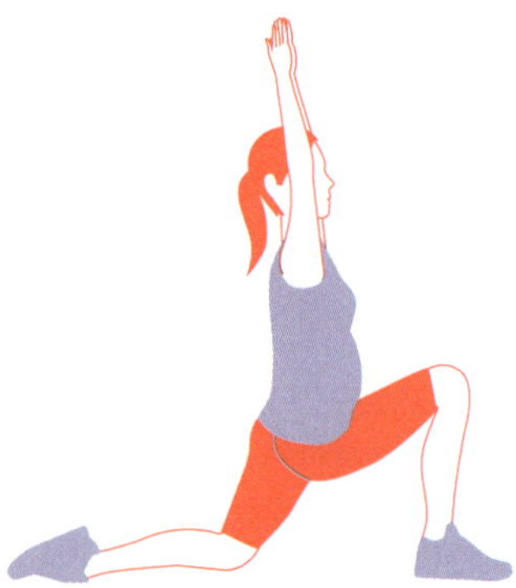

1 *Placez-vous en fente avant.*

2 *Levez les bras, mains jointes, et poussez le bassin vers l'avant.*

SIDE KICK STABILISATION — 20 s par côté

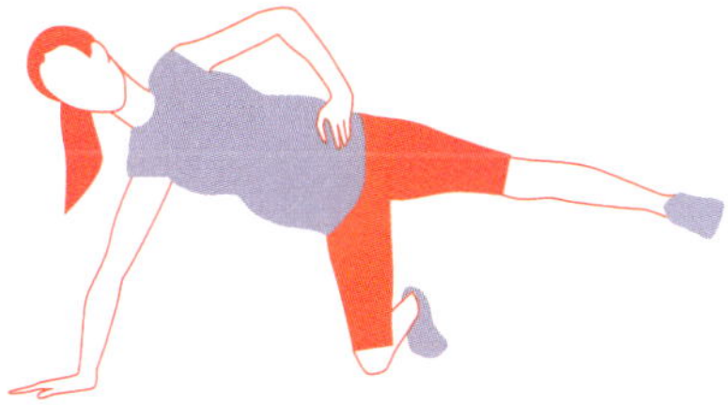

1 À genoux, basculez le bassin et alignez une main au sol.

2 Levez la jambe opposée, tendue, sans bouger le bassin. Avancez et reculez la jambe, puis alternez.

MONTÉE DE BASSIN 1 — 40 s

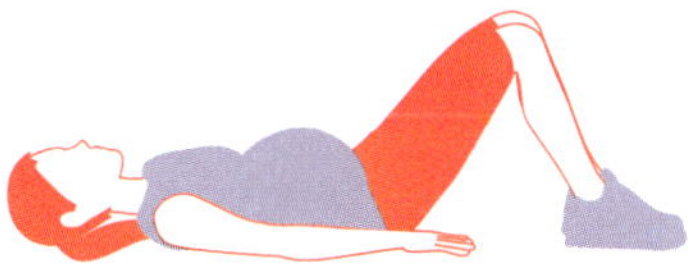

1 Allongée au sol, fléchissez et serrez les jambes.

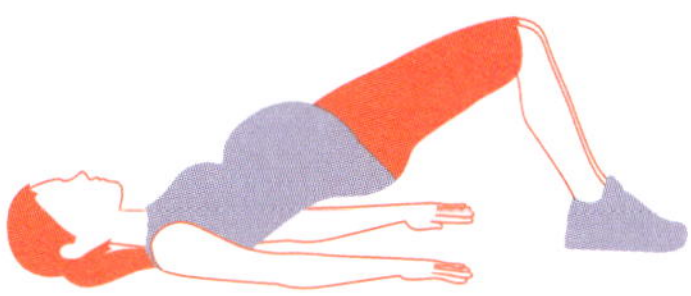

2 Montez et descendez le bassin en gardant les genoux et les cuisses serrés.

RETOUR AU CALME — 30 s par étirement — 2 séries

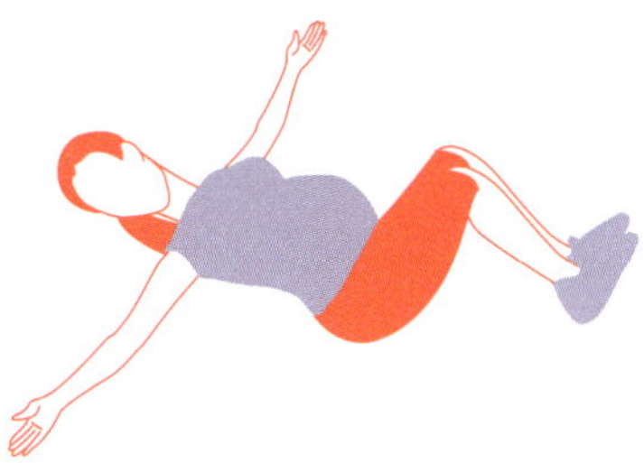

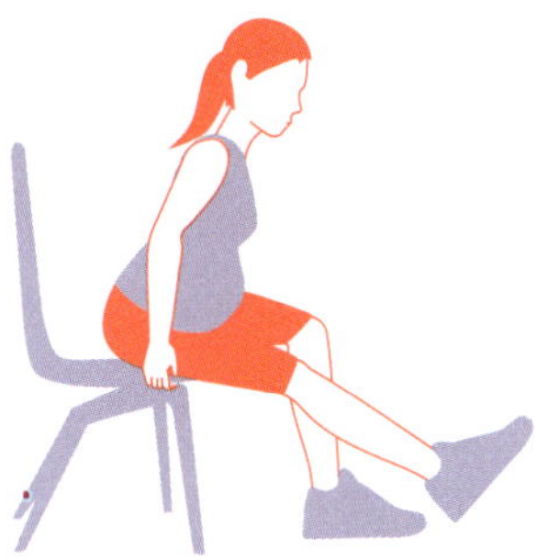

1 **Étirement des lombaires**
Allongée au sol, bras écartés, fléchissez les genoux et pivotez le bassin, puis tournez la tête du côté opposé. Alternez.

2 **Étirement des cuisses**
Assise sur le bord de la chaise, tendez une jambe et penchez le buste en avant. Alternez.

SÉANCE #15

MATÉRIEL : *chaise.*

MUSCLES SOLLICITÉS

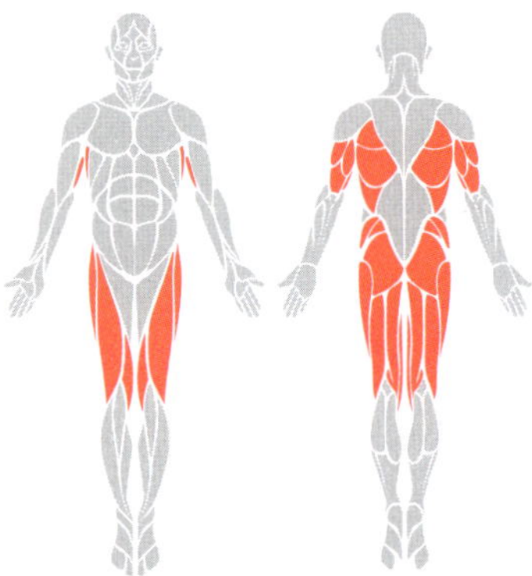

/ Quadriceps

/ Fessiers
/ Grand dorsal
/ Ischio-jambiers
/ Triceps

30 s par exercice	3 séries	*ÉCHAUFFEMENT*

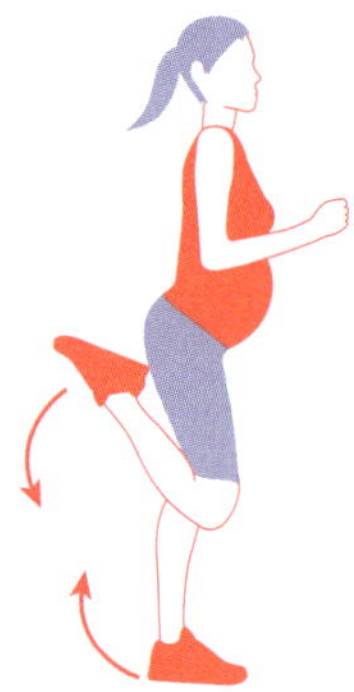

1 Talons-fesses
Marchez rapidement en ramenant les talons contre les fesses.

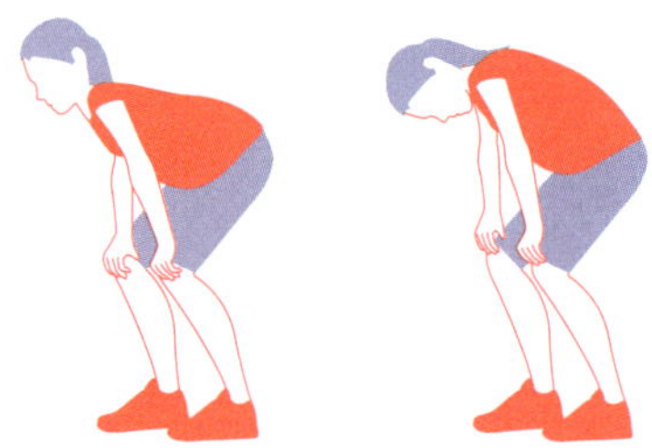

2 Dos rond/Dos plat debout
Debout, jambes fléchies et mains sur les genoux, alternez les positions dos rond et dos plat.

ENTRAÎNEMENT

DURÉE
40 s
par exercice

RÉPÉTITIONS
3 séries

CHANGEMENT D'APPUIS — *20 s par côté*

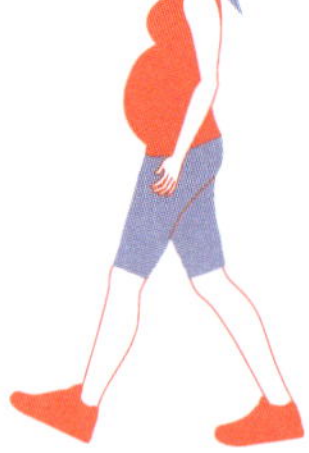

1 *Debout, croisez les jambes en basculant le poids du corps entre la jambe arrière et la jambe avant, toujours tendues.*

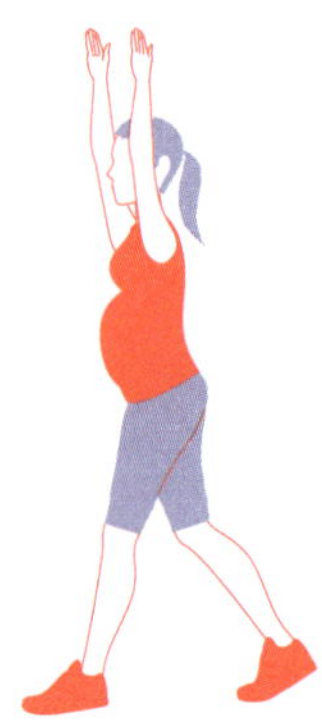

2 *Montez et descendez les bras en changeant d'appui.*

SQUAT BRAS TENDUS — 40 s

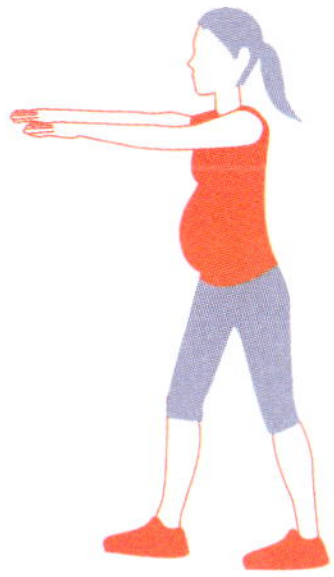

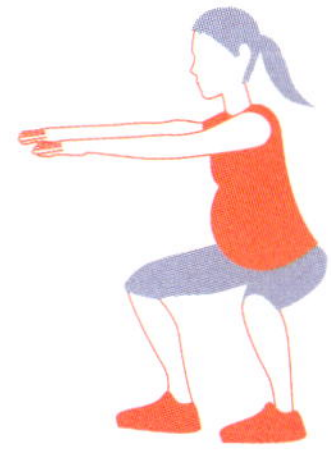

1 Debout, jambes écartées, placez les bras tendus devant vous à hauteur des épaules.

2 Fléchissez les jambes jusqu'à ce qu'elles soient parallèles au sol. Remontez.

POSTURE DU PLAN INCLINÉ — 40 s

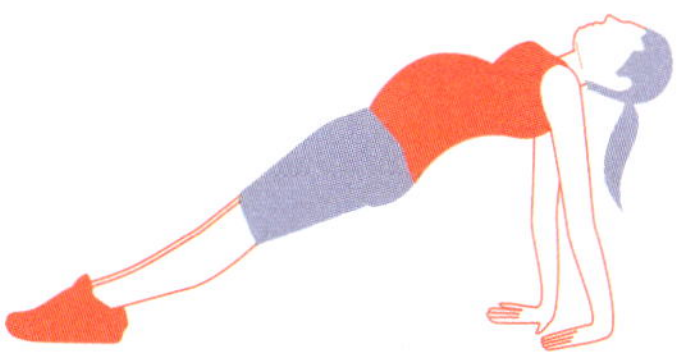

1 Asseyez-vous jambes tendues et serrées, les mains de chaque côté du corps. Tendez les bras derrière vous, mains et orteils orientés dans le même sens.

2 Relevez le bassin en prenant appui sur les mains et les talons. Étirez le tronc en alignement. Maintenez 15 s, puis relâchez 5 s.

RETOUR AU CALME — 30 s par étirement — 2 séries

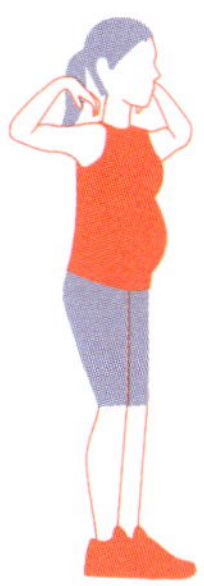

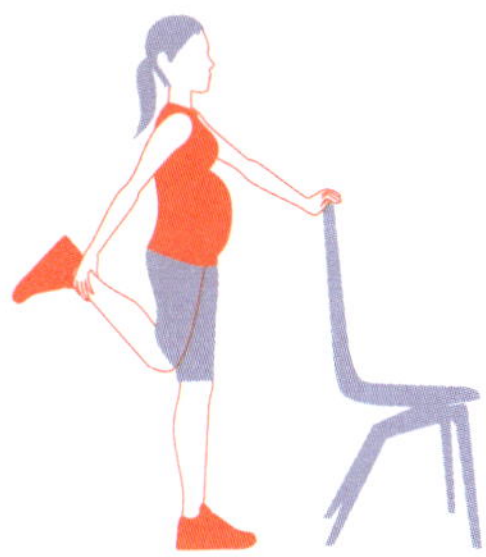

1 **Étirement des épaules**
Debout, dos droit, placez les mains sur les épaules et poussez les coudes en arrière.

2 **Étirement des cuisses debout**
Debout, main sur une chaise et une jambe fléchie, poussez le bassin vers l'avant et tirez une cuisse en arrière en attrapant la cheville. Alternez.

SÉANCE #16

MATÉRIEL : *poids.*

MUSCLES SOLLICITÉS

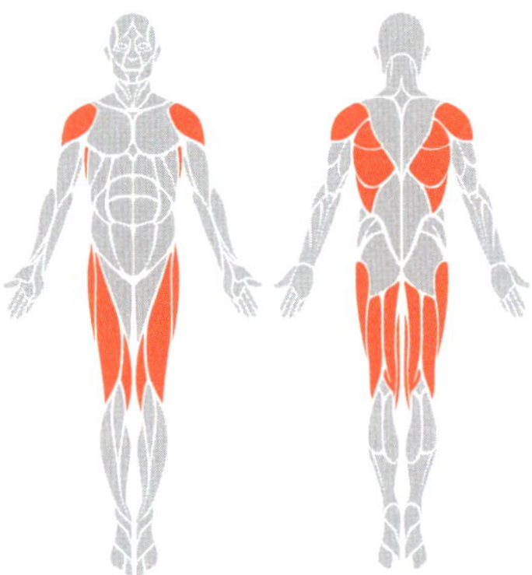

/ Deltoïdes
/ Quadriceps
/ Grand dorsal
/ Ischio-jambiers

30 s par exercice	3 séries	*ÉCHAUFFEMENT*

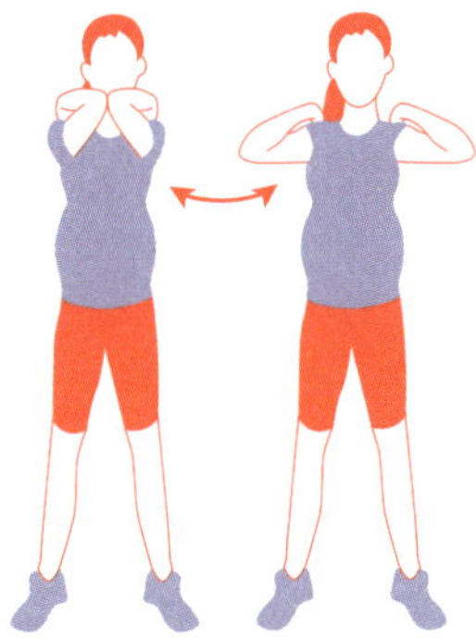

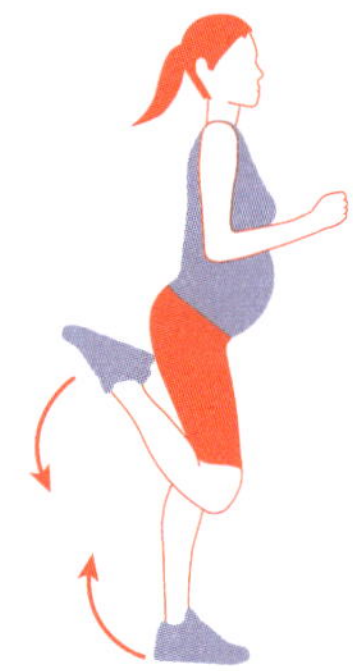

1 ***Enroulement des épaules***
Enroulez les épaules d'avant en arrière et inversement.

2 ***Talons-fesses***
Marchez rapidement en ramenant les talons contre les fesses.

ENTRAÎNEMENT

DURÉE
40 s
par exercice

RÉPÉTITIONS
3 séries

ROWING MAINS SERRÉES — *40 s*

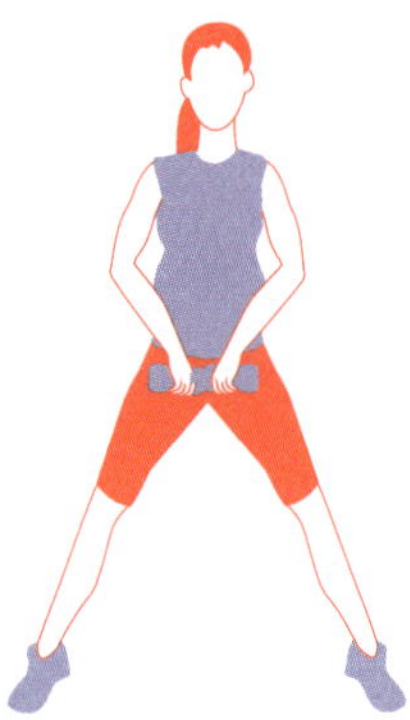

1 *Debout, jambes écartées, prenez un poids dans chaque main.*

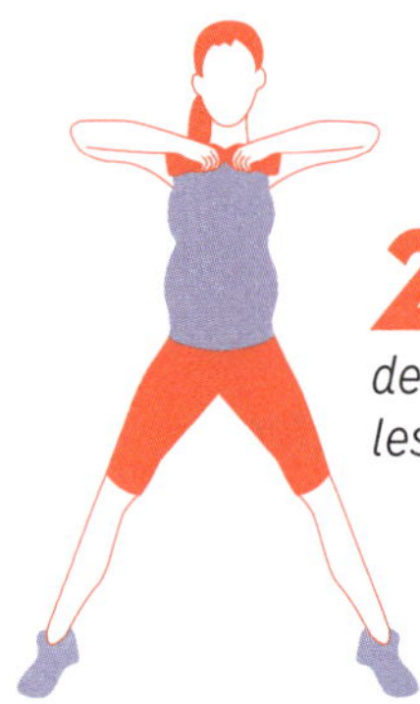

2 *Montez et descendez les coudes à hauteur des épaules en gardant les mains serrées.*

POSTURE DU CHIEN TÊTE EN BAS — 40 s

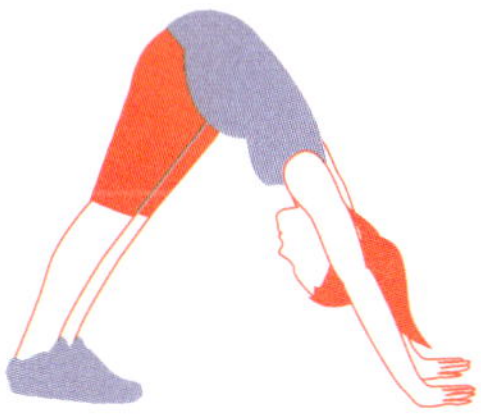

1 En quadrupédie, étirez les bras vers l'avant et posez les fesses sur les talons.

2 Levez les jambes en vous mettant sur la pointe des pieds, mains bien à plat, et levez au maximum les fesses. Maintenez 15 s, puis relâchez 5 s.

POSTURE DU CHAMEAU — 40 s

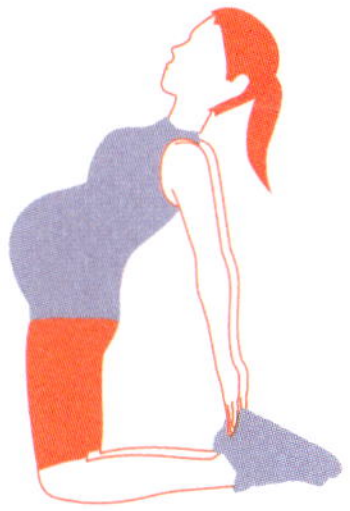

1 À genoux, posez les mains sur vos pieds.

2 Grandissez-vous et poussez le bassin vers l'avant. Maintenez 15 s, puis relâchez 5 s.

RETOUR AU CALME — 30 s par étirement — 2 séries

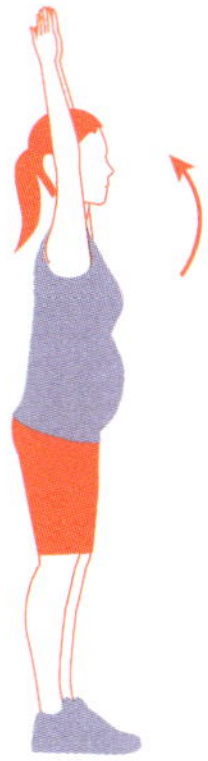

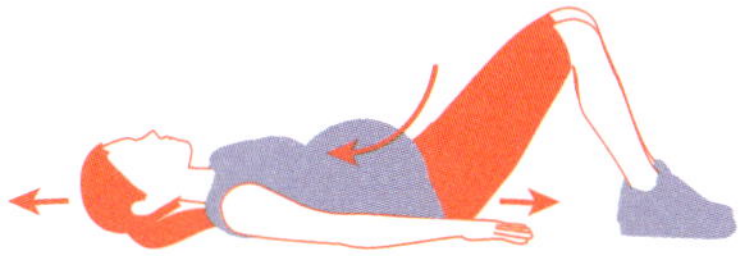

1 Auto-grandissement de face
Debout et jambes tendues, levez les bras de face, mains jointes au-dessus de la tête et étirez-vous au maximum.

2 Auto-grandissement genoux fléchis
Allongée au sol, placez les bras le long du corps et fléchissez les genoux. Poussez le bassin et le dos sur le sol, puis grandissez-vous en vous étirant au maximum.

SÉANCE #17

MATÉRIEL : *poids.*

MUSCLES SOLLICITÉS

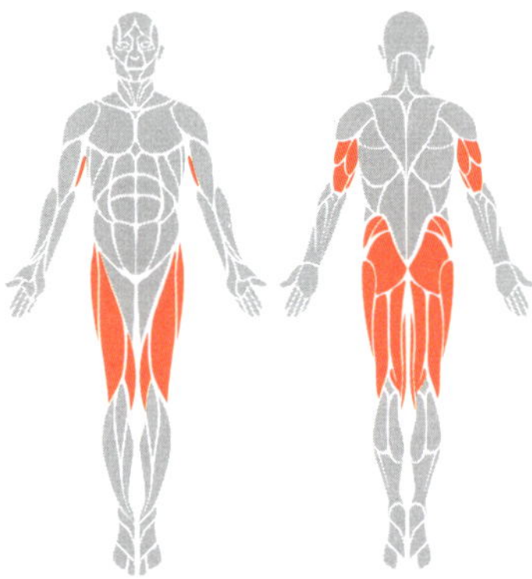

/ Quadriceps

/ Fessiers
/ Ischio-jambiers
/ Triceps

30 s par exercice	3 séries	*ÉCHAUFFEMENT*

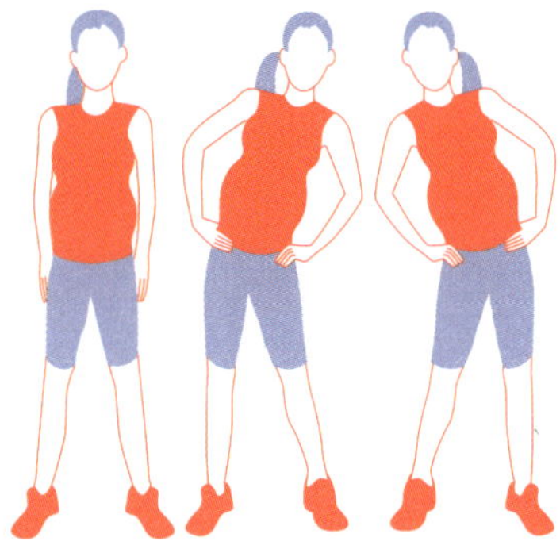

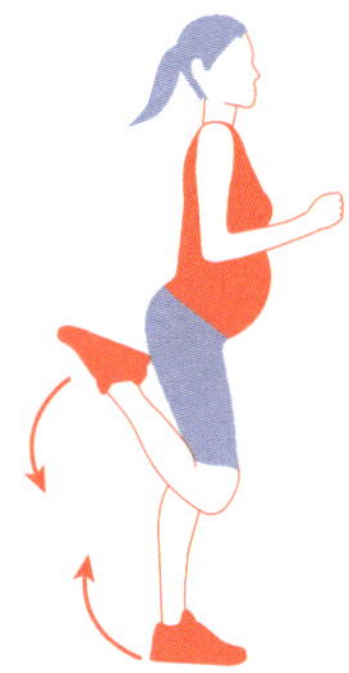

1 ***Mobilisation du bassin***
Debout, jambes fixes. Rotation du bassin de droite à gauche, puis inversez.

2 ***Talons-fesses***
Marchez rapidement en ramenant les talons contre les fesses.

ENTRAÎNEMENT

DURÉE
40 s par exercice

RÉPÉTITIONS
3 séries

CHAISE CONTRE LE MUR — *40 s*

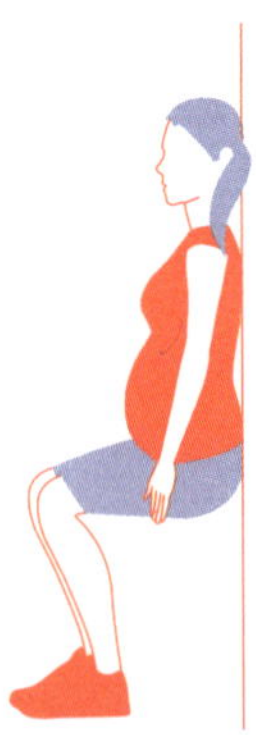

1 *Debout, placez le dos contre un mur.*

2 *Effectuez une flexion de jambes et maintenez la position.*

FLEXION DE LA HANCHE — 40 s

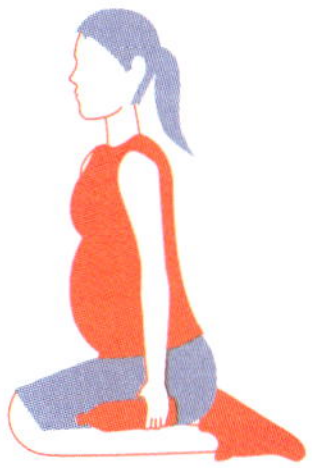

1 En position assise, placez les fesses sur les talons et prenez un poids dans chaque main.

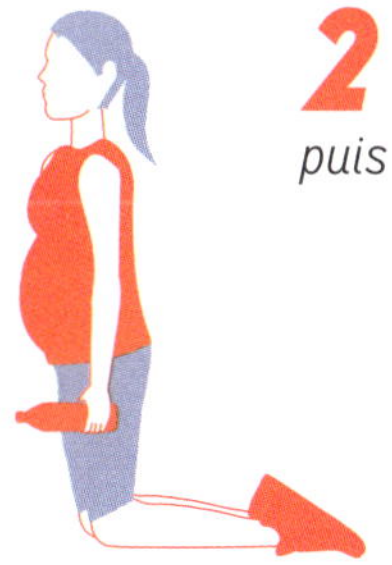

2 Relevez les fesses et mettez-vous à genoux, puis alternez.

ÉLÉVATION LATÉRALE À GENOUX — 20 s par côté

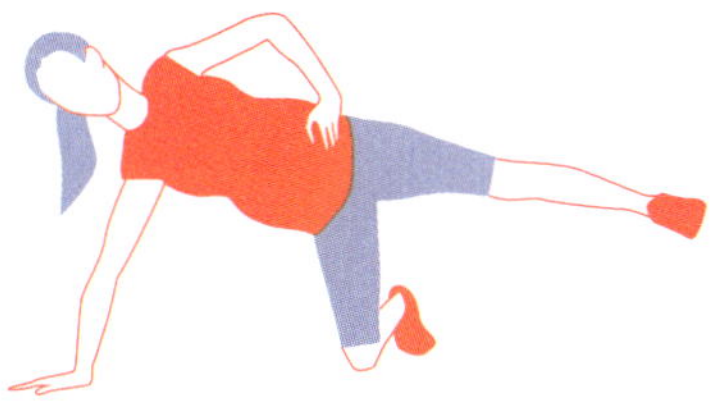

1 À genoux, basculez le bassin et alignez une main au sol.

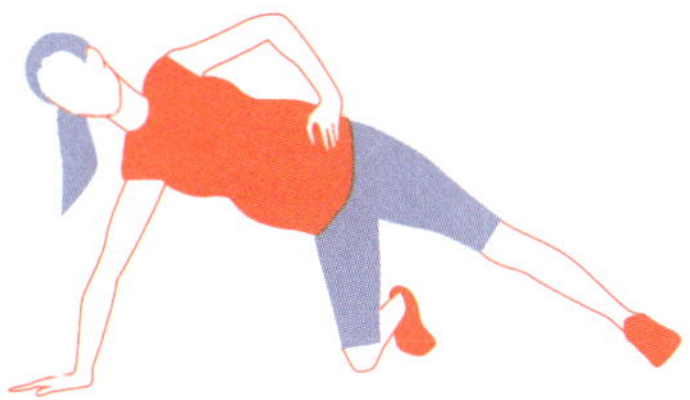

2 Levez la jambe opposée, tendue, sans bouger le bassin. Montez et descendez la jambe, puis alternez.

RETOUR AU CALME — 30 s par étirement — 2 séries

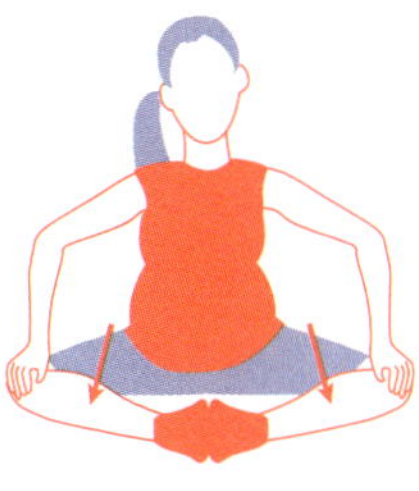

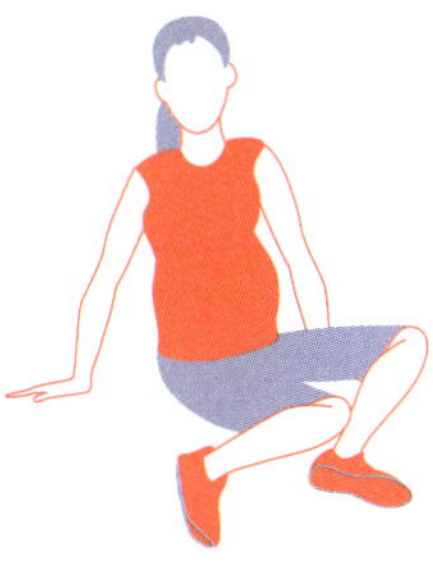

1 Étirement adducteurs et hanches
Assise en tailleur, gardez les pieds joints et le dos droit. Puis poussez les genoux vers le sol.

2 Étirement bas du dos
Assise au sol, fléchissez les jambes et tournez les genoux d'un côté, puis de l'autre.

SÉANCE #18

MUSCLES SOLLICITÉS

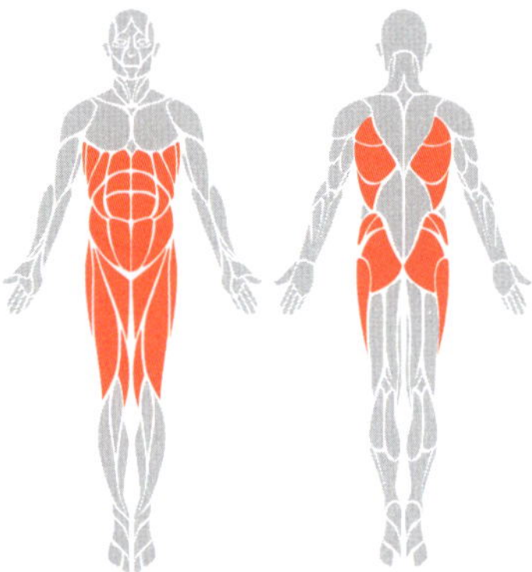

/ Abdominaux
/ Adducteurs
/ Quadriceps
/ Fessiers
/ Grand dorsal

30 s par exercice | 3 séries | ÉCHAUFFEMENT

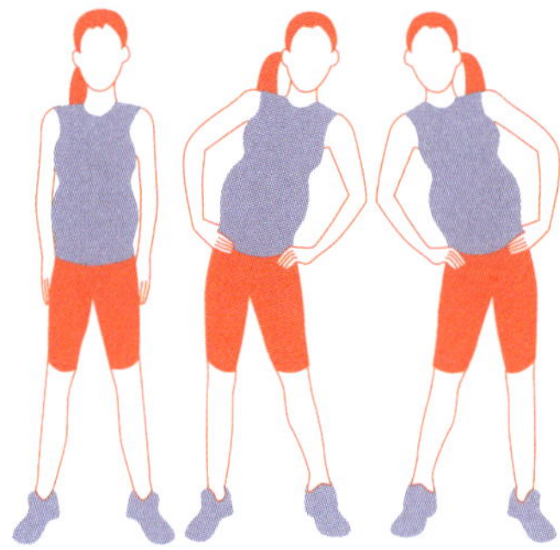

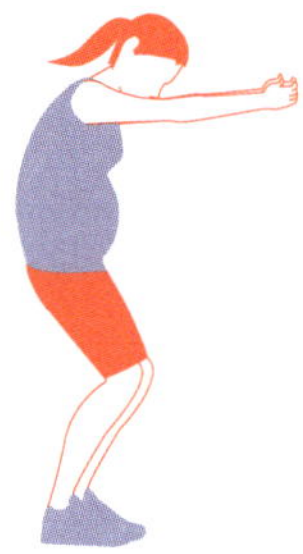

1 Mobilisation du bassin
Debout, jambes fixes. Rotation du bassin de droite à gauche, puis inversez.

2 Mobilisation dos rond
En position debout, fléchissez les jambes. Arrondissez le dos. Effectuez un mouvement de gauche à droite.

ENTRAÎNEMENT

DURÉE
40 s
par exercice

RÉPÉTITIONS
3 séries

POSTURE DU GUERRIER AU SOLEIL | 20 s par côté

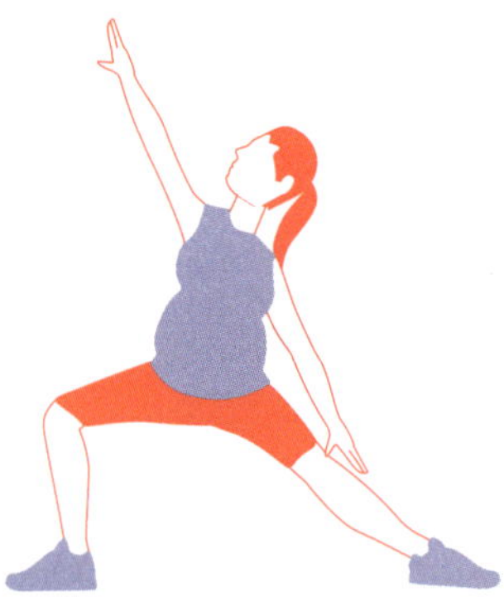

1 *Placez-vous en fente avant, une main sur la cuisse.*

2 *Poussez le bassin vers le sol en faisant glisser la main sur la cuisse, puis levez l'autre bras. Alternez.*

MOBILISATION JAMBES SERRÉES | 40 s

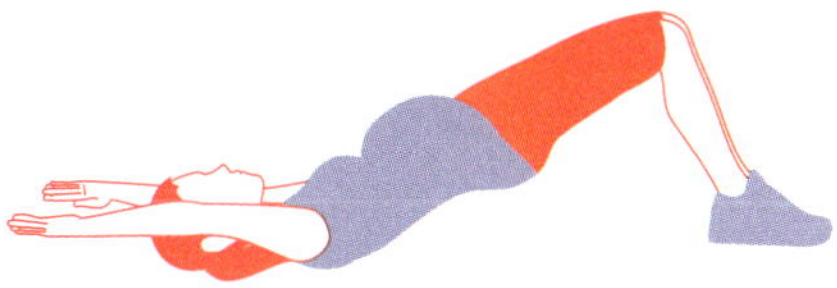

1 *Allongée au sol, écartez les bras au-dessus de la tête et fléchissez les jambes.*

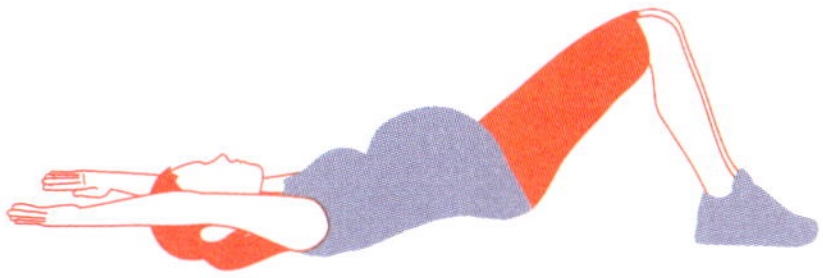

2 *Montez et descendez le bassin en gardant les genoux et les cuisses serrés.*

ÉLÉVATION ALTERNÉE | 20 s par côté

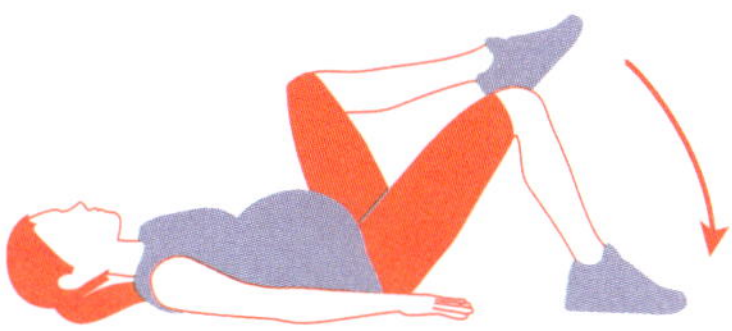

1 *Allongez-vous sur le dos, jambes fléchies.*

2 *Montez et descendez une jambe lentement. Alternez.*

RETOUR AU CALME | 30 s par étirement | 2 séries

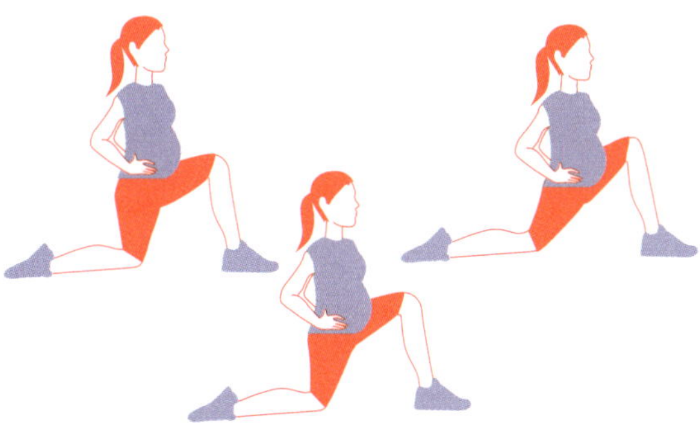

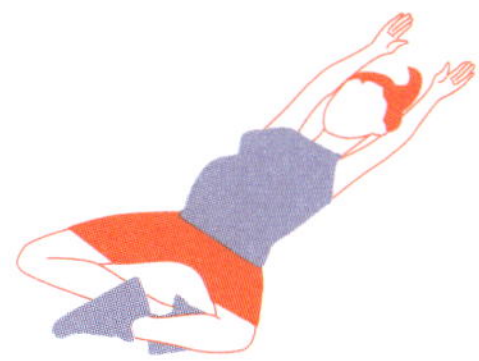

1 ***Étirement des jambes***
Posez un genou au sol et l'autre pied plus avancé que le genou opposé. Poussez le bassin loin devant. Alternez.

2 ***Étirement dos et hanches***
Allongée sur le dos, placez les jambes en tailleur et tendez les bras au-dessus de la tête. Grandissez-vous en vous étirant au maximum.

SÉANCE #19

MATÉRIEL : *chaise.*

MUSCLES SOLLICITÉS

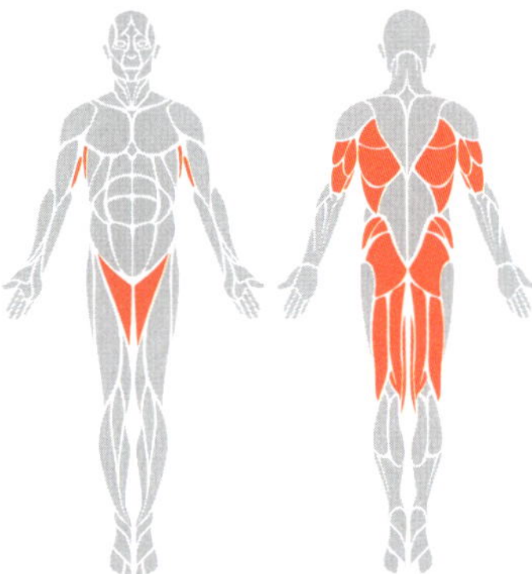

/ Adducteurs

/ Fessiers
/ Grand dorsal
/ Ischio-jambiers
/ Triceps

30 s par exercice	3 séries	ÉCHAUFFEMENT

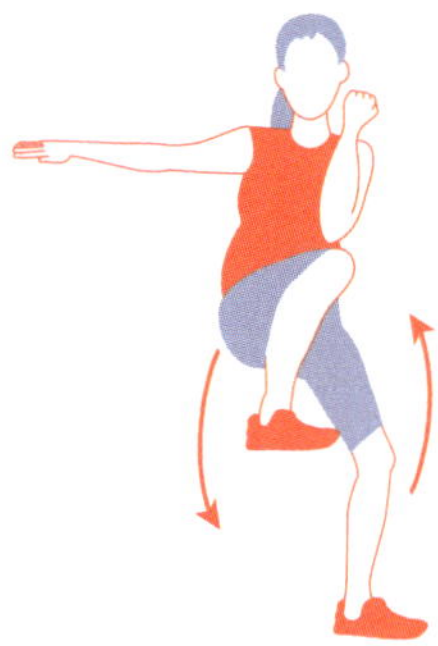

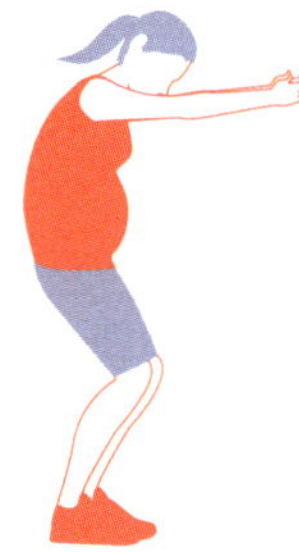

1 Montées de genoux
Marchez en montant les genoux vers la poitrine.

2 Mobilisation dos rond
En position debout, fléchissez les jambes. Arrondissez le dos. Effectuez un mouvement de gauche à droite.

ENTRAÎNEMENT

DURÉE
40 s
par exercice

RÉPÉTITIONS
3 séries

SQUAT POINTES DE PIED — 40 s

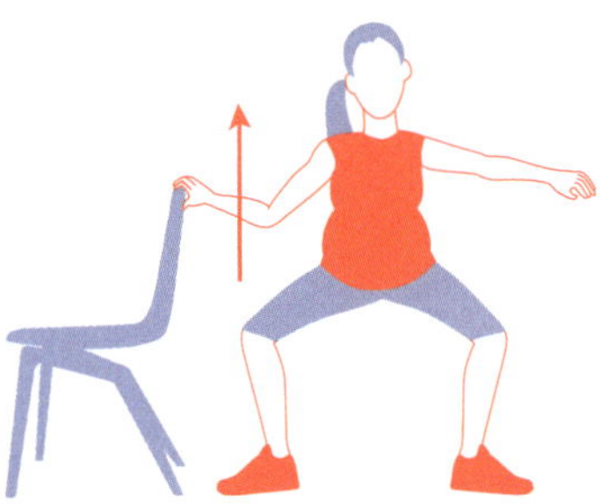

1 *Debout, jambes écartées, placez une main sur le dossier de la chaise et fléchissez les jambes.*

2 *Sans bouger le corps, montez et descendez les talons.*

ÉLÉVATION ARRIÈRE DES JAMBES — 20 s par côté

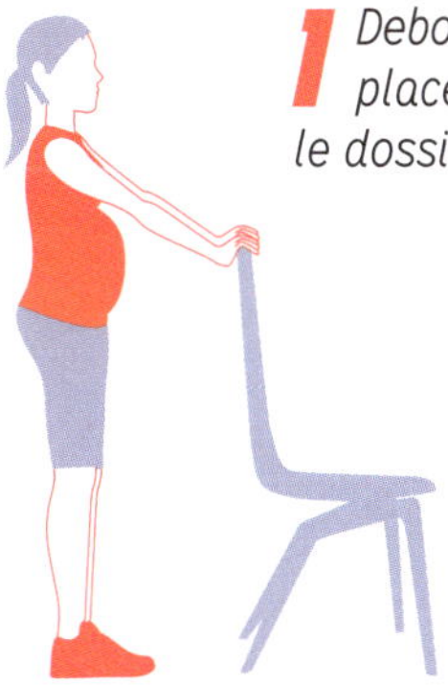

1 Debout, jambes tendues, placez les mains sur le dossier de la chaise.

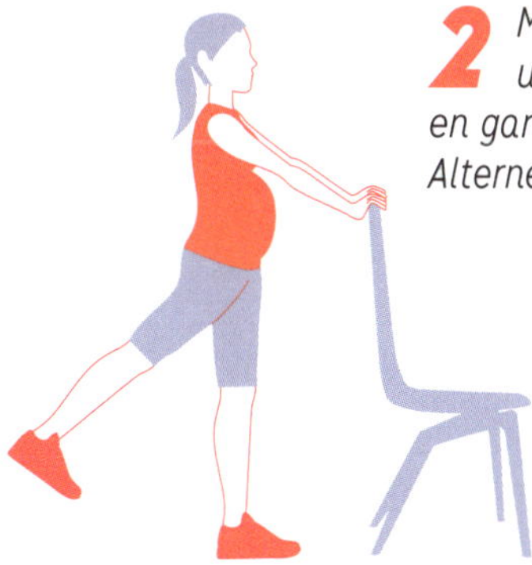

2 Montez et descendez une jambe en arrière en gardant le bassin fixe. Alternez.

GAINAGE DOS — 40 s

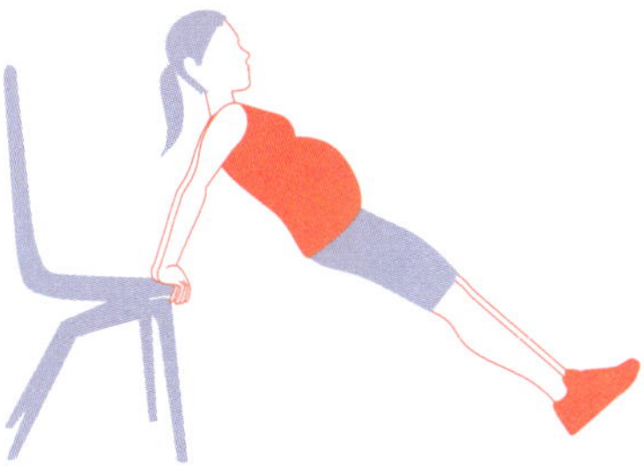

1 Assise au sol, dos à la chaise, placez les mains sur le bord de celle-ci.

2 Montez le bassin en gardant les jambes et les bras tendus.

RETOUR AU CALME — 30 s par étirement — 2 séries

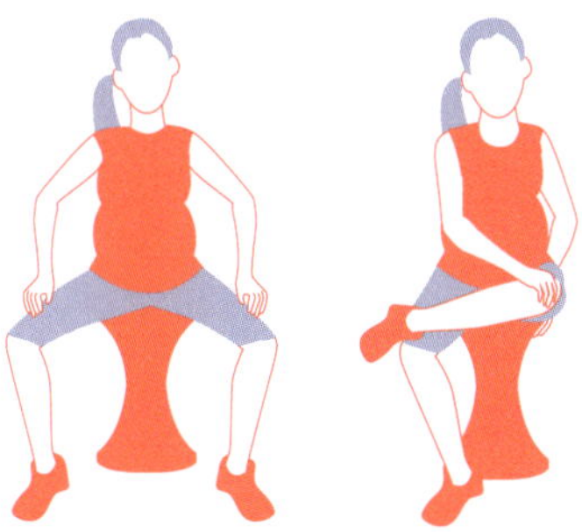

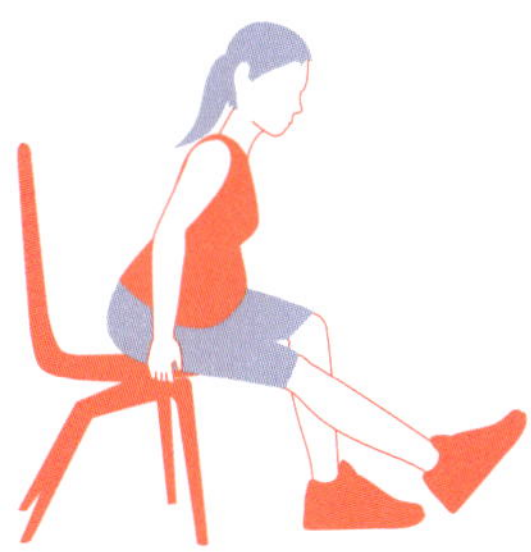

1 **Étirement des hanches 2**
Assise sur une chaise, dos droit et jambes écartées, posez une cheville sur la cuisse opposée et poussez le genou vers le sol.

2 **Étirement des cuisses**
Assise sur le bord de la chaise, tendez une jambe et penchez le buste en avant. Alternez.

SÉANCE #20

MATÉRIEL : *poids.*

MUSCLES SOLLICITÉS

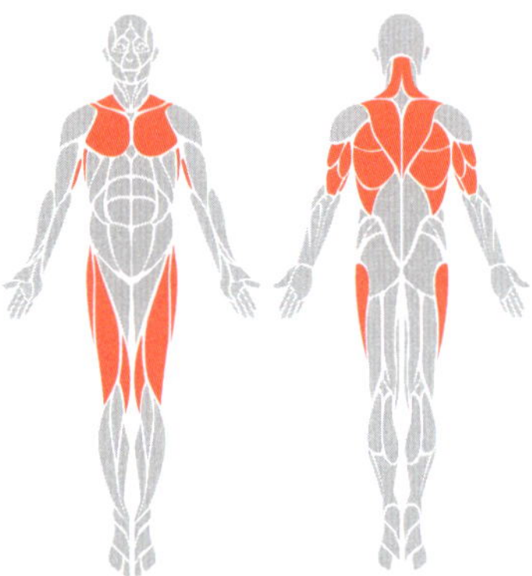

/ Pectoraux
/ Quadriceps

/ Grand dorsal
/ Trapèzes
/ Triceps

30 s par exercice	3 séries	*ÉCHAUFFEMENT*

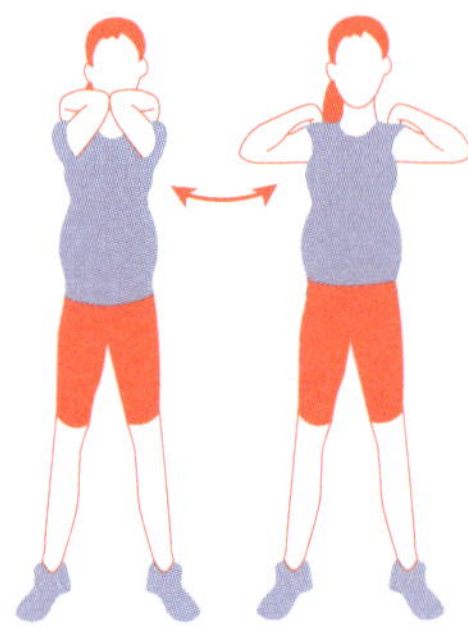

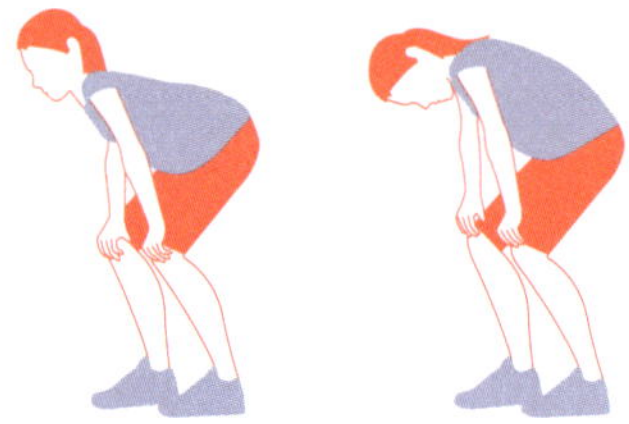

1 ***Enroulement des épaules*** *Enroulez les épaules d'avant en arrière et inversement.*

2 ***Dos rond/Dos plat debout*** *Debout, jambes fléchies et mains sur les genoux, alternez les positions dos rond et dos plat.*

ENTRAÎNEMENT

DURÉE
40 s
par exercice

RÉPÉTITIONS
3 séries

POSTURE DU GUERRIER 1 — *20 s par côté*

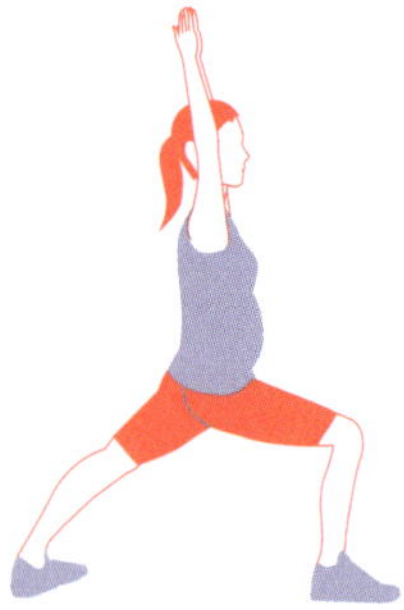

1 *Placez-vous en fente avant, le pied arrière à 90° et levez les bras, mains jointes.*

2 *La jambe et la cuisse en avant forment un angle droit.*

TIRAGE DOS — 40 s

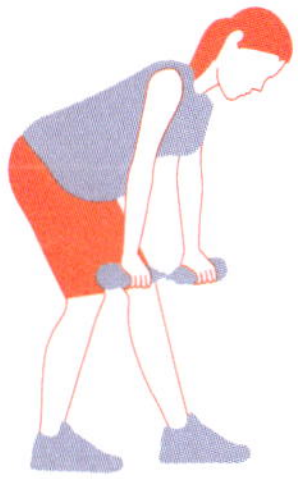

1 Debout, jambes fléchies, prenez un poids dans chaque main et penchez le buste en avant.

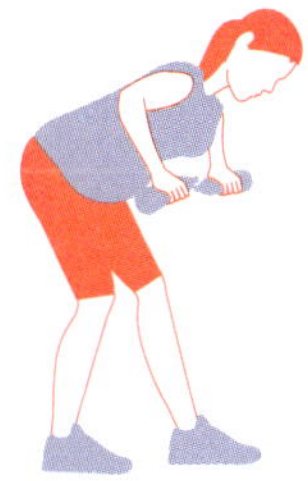

2 Montez et descendez les coudes à hauteur des épaules.

POMPES SUR MUR — 40 s

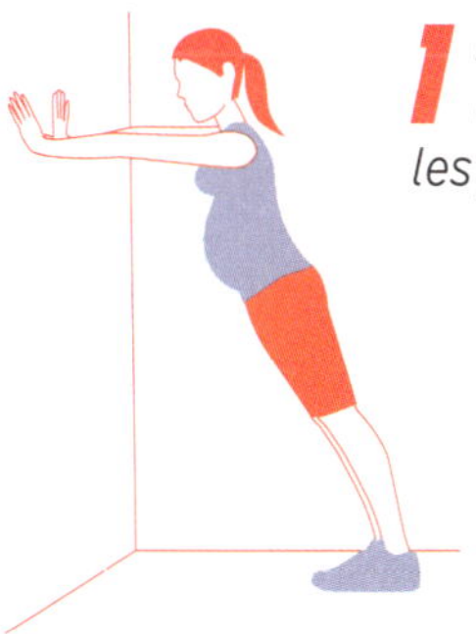

1 Debout, placez les mains contre un mur et reculez les jambes.

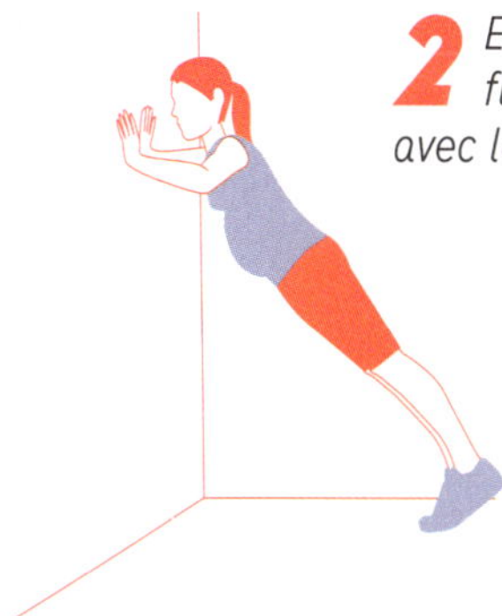

2 Effectuez plusieurs flexions/extensions avec les bras.

RETOUR AU CALME — 30 s par étirement — 2 séries

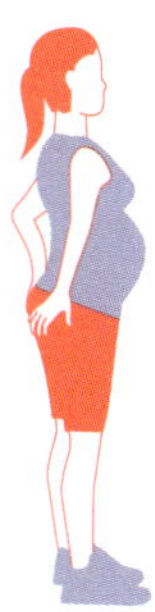

1 **Étirement ceinture scapulaire**
Debout, jambes fléchies, placez les mains sur les fesses et reculez au maximum les coudes vers l'arrière.

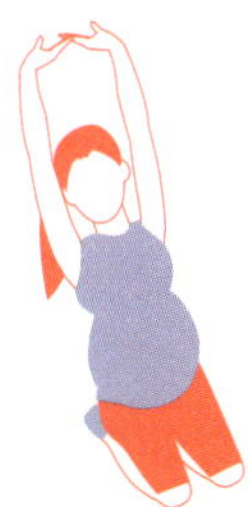

2 **Étirement dos et obliques**
Asseyez-vous les fesses sur les talons, levez les bras, mains jointes et étirez-vous au maximum en inclinant le buste de gauche à droite.

SÉANCE #21

MATÉRIEL : *poids.*

MUSCLES SOLLICITÉS

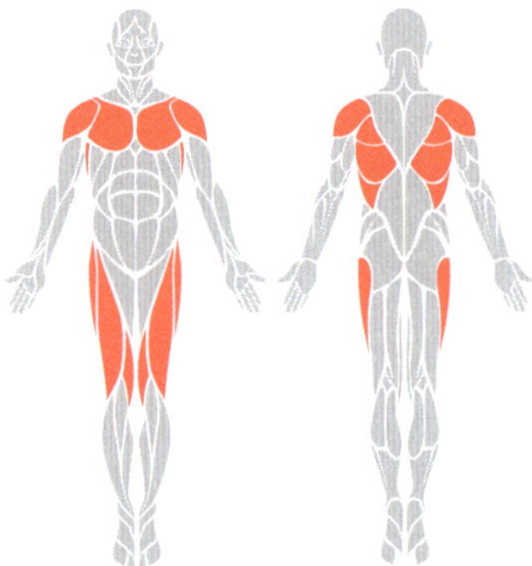

/ Deltoïdes
/ Pectoraux
/ Quadriceps

/ Grand dorsal

30 s par exercice | 3 séries | *ÉCHAUFFEMENT*

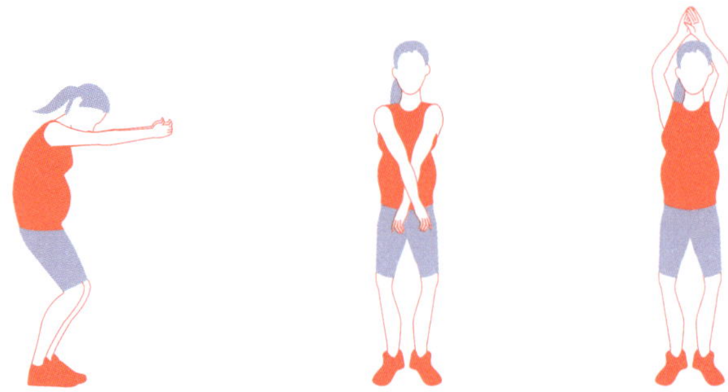

1 ***Mobilisation dos rond***
En position debout, fléchissez les jambes. Arrondissez le dos. Effectuez un mouvement de gauche à droite.

2 ***Auto-grandissement en mouvement***
Debout et jambes fléchies, levez les bras, mains croisées, au-dessus de la tête et étirez-vous doucement de chaque côté. Faites de même, bras descendus.

ENTRAÎNEMENT

DURÉE
40 s
par exercice

RÉPÉTITIONS
3 séries

EXTENSION DES BRAS | *40 s*

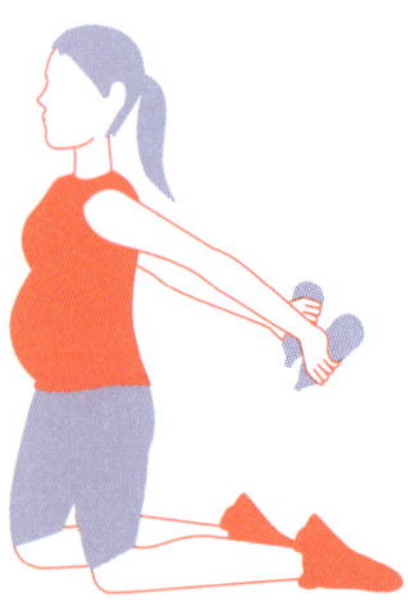

1 *À genoux, basculez le dos légèrement en arrière, sans bouger le buste, et prenez un poids dans chaque main.*

2 *Montez et descendez les bras en arrière, puis alternez.*

ÉLÉVATION DES BRAS — 40 s

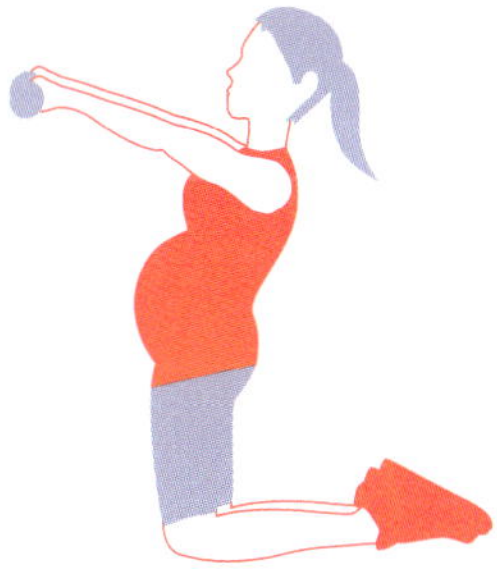

1 À genoux, basculez le dos légèrement en arrière, sans bouger le buste, et prenez un poids dans chaque main.

2 Montez et descendez les bras de face, à hauteur des épaules.

ÉLÉVATION LATÉRALE DES BRAS 2 — 40 s

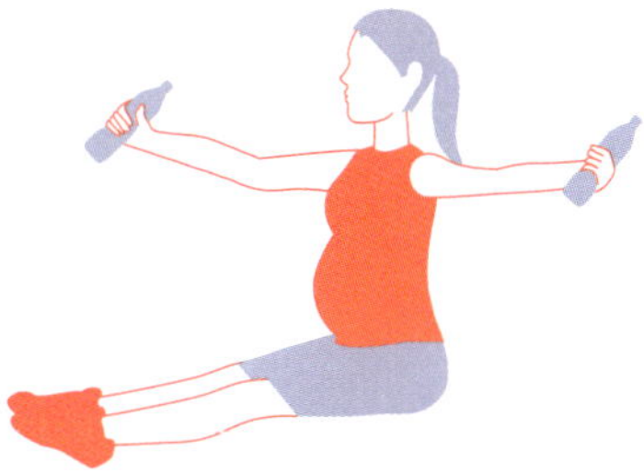

1 Assise au sol, dos droit et jambes tendues, prenez un poids dans chaque main.

2 Montez les bras sur les côtés à hauteur des épaules, tournez les paumes des mains vers le haut et fléchissez les avant-bras.

RETOUR AU CALME — 30 s par étirement — 2 séries

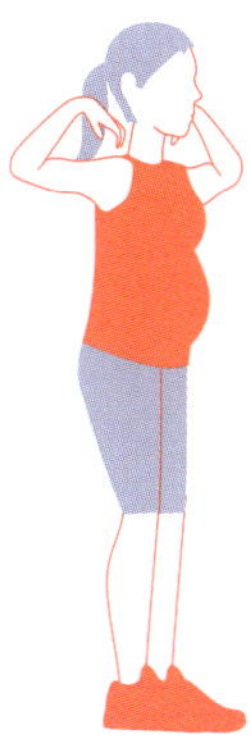

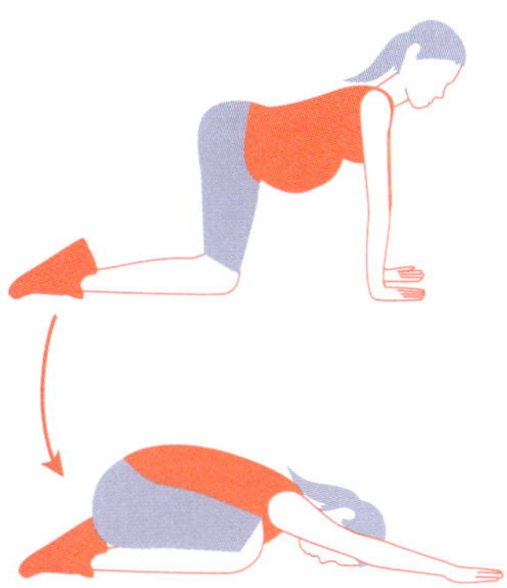

1 ***Étirement des épaules***
Debout, dos droit, placez les mains sur les épaules et poussez les coudes en arrière.

2 ***Étirement du dos 1***
À genoux, reculez les fesses. Posez-les sur les talons. Allongez les bras loin devant.

SÉANCE #22

***MATÉRIEL :** chaise.*

MUSCLES SOLLICITÉS

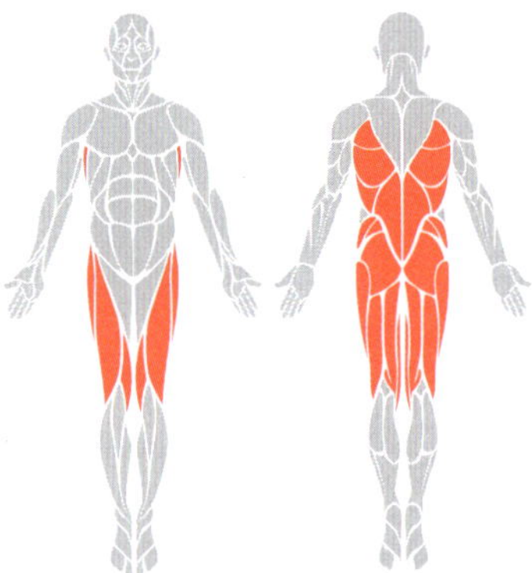

/ Quadriceps

/ Fessiers
/ Grand dorsal
/ Ischio-jambiers
/ Lombaires

30 s par exercice	3 séries	***ÉCHAUFFEMENT***

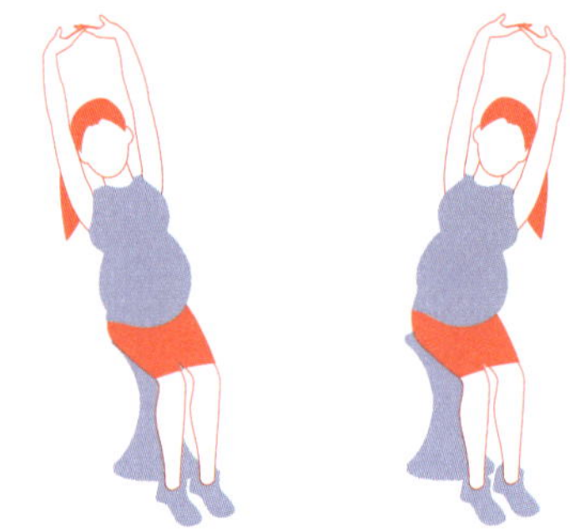

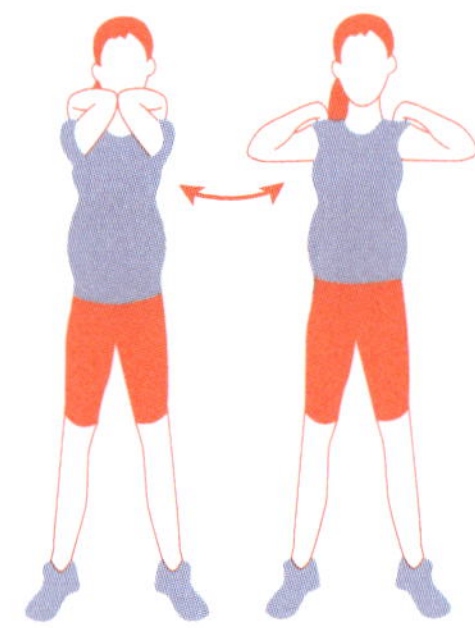

1 Inclinaison buste
Assise sur une chaise, levez les bras, mains jointes, et étirez-vous au maximum en inclinant le buste de gauche à droite.

2 Enroulement des épaules
Enroulez les épaules d'avant en arrière et inversement.

ENTRAÎNEMENT

DURÉE
40 s
par exercice

RÉPÉTITIONS
3 séries

VICTORY SQUAT — ***40 s***

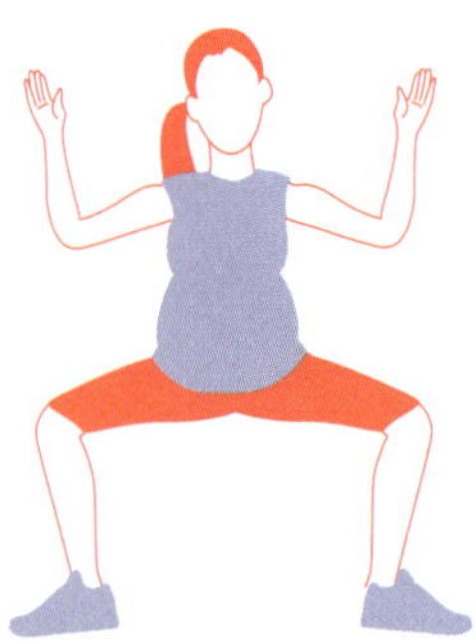

1 *Écartez largement les jambes et fléchissez-les. Levez les bras fléchis et écartés sur le côté.*

2 *Gardez le dos droit et rentrez le ventre.*

STABILISATION BUSTE — 20 s par côté

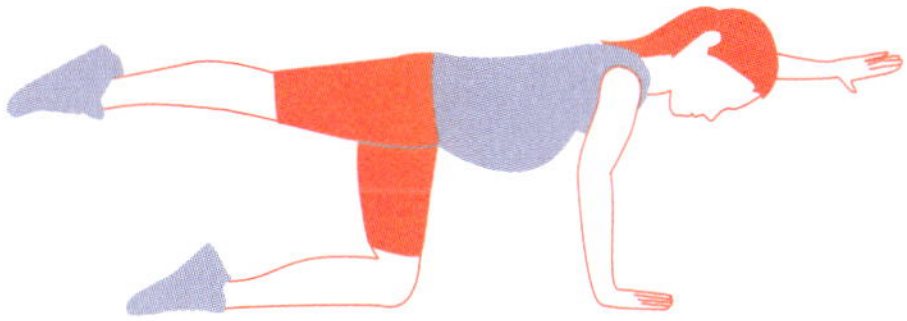

1 En quadrupédie, allongez une jambe en arrière et le bras opposé devant.

2 Maintenez la position, puis alternez.

MOBILISATION JAMBES SERRÉES — 40 s

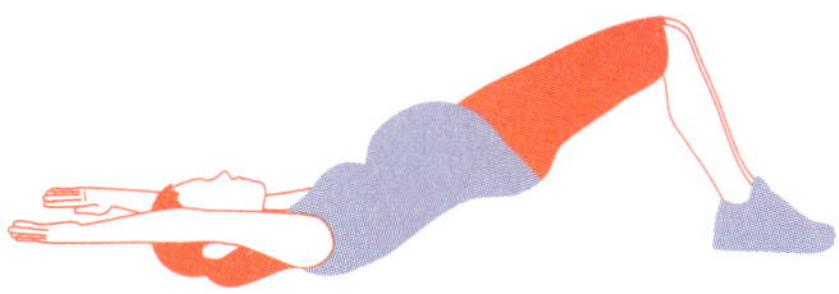

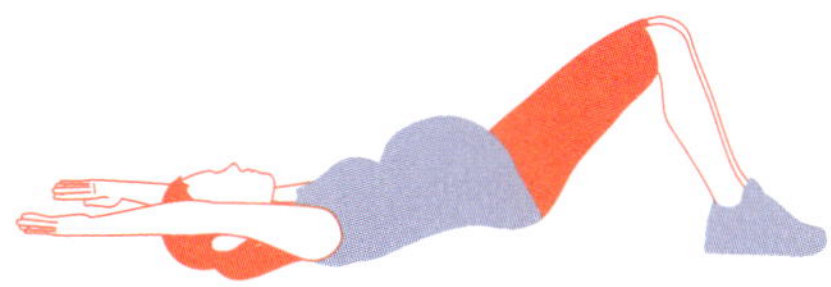

1 Allongée au sol, écartez les bras au-dessus de la tête et fléchissez les jambes.

2 Montez et descendez le bassin en gardant les genoux et les cuisses serrés.

RETOUR AU CALME — 30 s par étirement — 2 séries

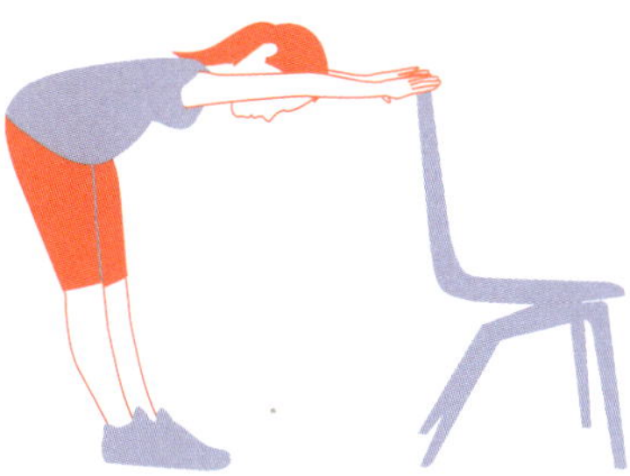

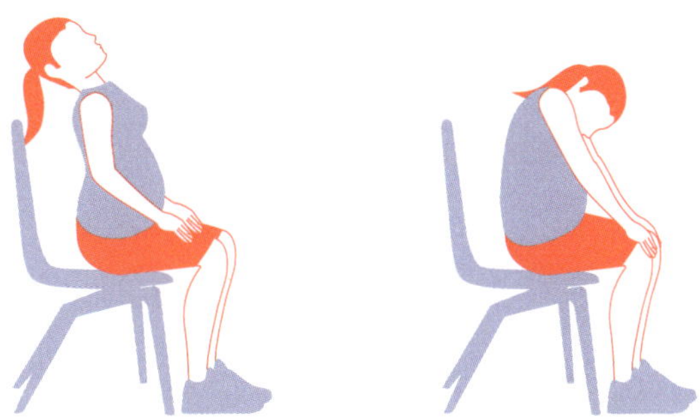

1 Étirement dos et cuisses
Debout, jambes tendues, penchez-vous en avant et placez les bras tendus sur le dossier de la chaise. Puis reculez les fesses en arrière.

2 Étirement dos 2
Assise sur la chaise, placez les mains sur les genoux, grandissez-vous en vous étirant au maximum, puis arrondissez le dos.

SÉANCE #23

MUSCLES SOLLICITÉS

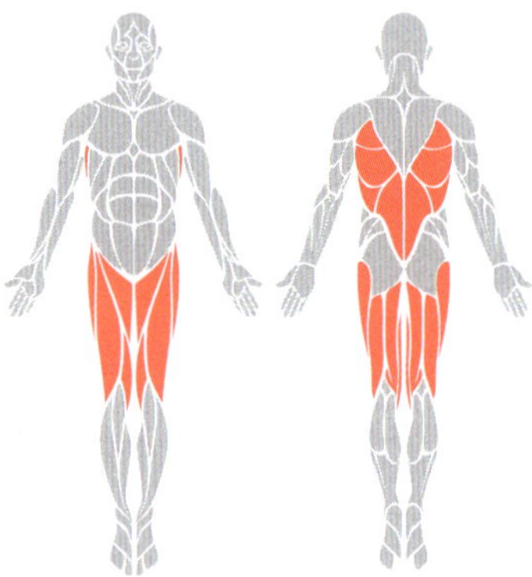

/ Adducteurs
/ Quadriceps

/ Grand dorsal
/ Ischio-jambiers
/ Lombaires

30 s par exercice | 3 séries | *ÉCHAUFFEMENT*

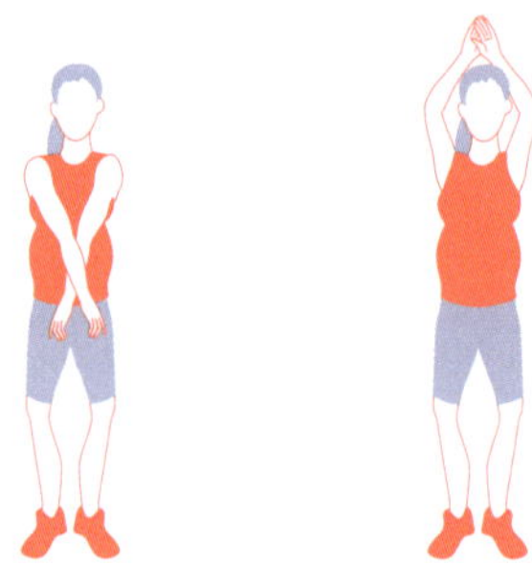

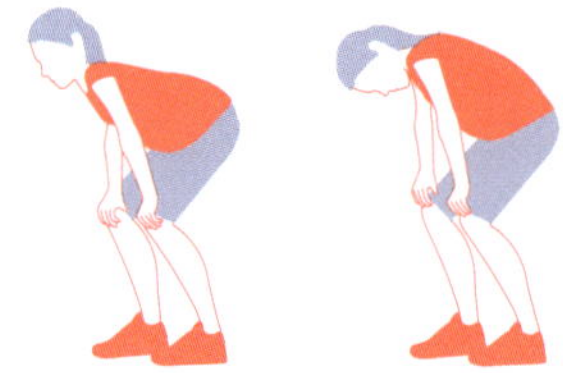

1 *Auto-grandissement en mouvement*
Debout et jambes fléchies, levez les bras, mains croisées au-dessus de la tête, et étirez-vous doucement de chaque côté. Faites de même, bras descendus.

2 *Dos rond/Dos plat debout*
Debout, jambes fléchies et mains sur les genoux, alternez les positions dos rond et dos plat.

ENTRAÎNEMENT

DURÉE
40 s
par exercice

RÉPÉTITIONS
3 séries

POSTURE DU GUERRIER 2 | *20 s par côté*

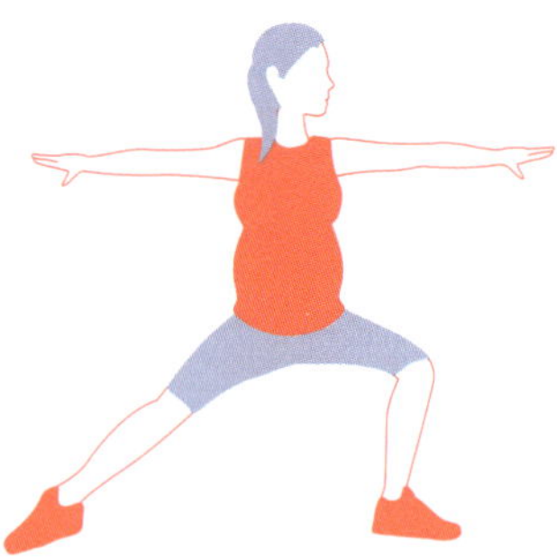

1 *Debout en fente avant, les talons bien alignés. Le pied avant est à 30° vers l'extérieur, le pied arrière à 90°.*

2 *Levez les bras tendus à hauteur des épaules. Alternez.*

FLEXION DES BRAS — 40 s

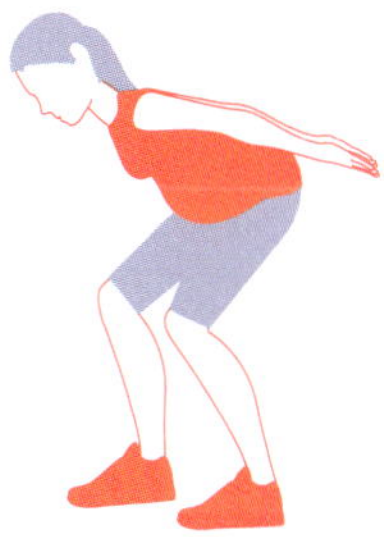

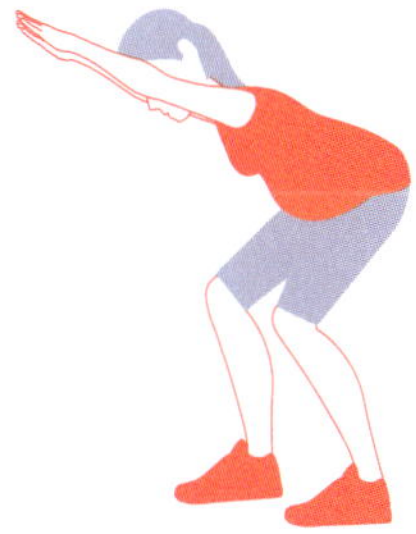

1 *Debout, jambes fléchies, penchez le buste en avant.*

2 *Placez les mains au niveau du bassin, ramenez les bras en avant, puis en arrière.*

POSTURE DU BÂTON (VARIANTE) — 40 s

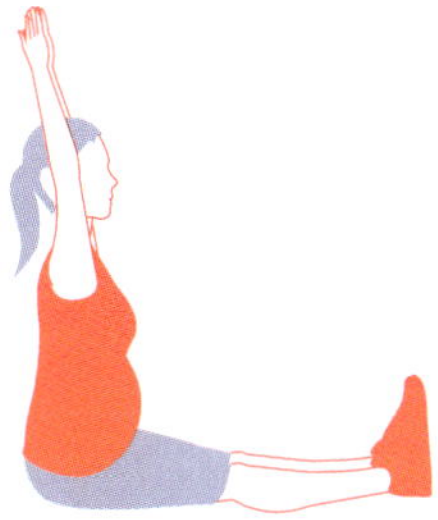

1 *Asseyez-vous jambes tendues et serrées, les mains de chaque côté du corps.*

2 *Conservez le dos bien droit, levez les bras et joignez les mains. Maintenez 15 s, puis relâchez 5 s.*

RETOUR AU CALME — 30 s par étirement — 2 séries

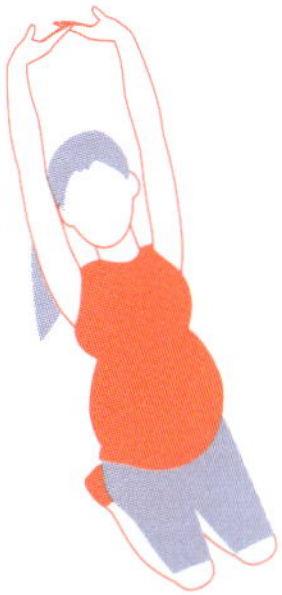

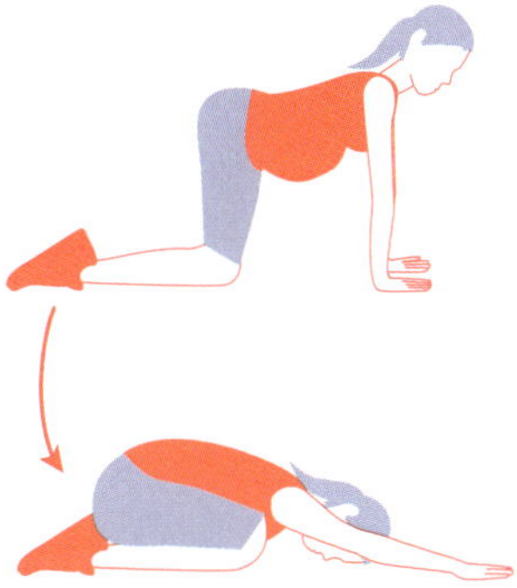

1 Étirement dos et obliques
Asseyez-vous les fesses sur les talons, levez les bras, mains jointes et étirez-vous au maximum en inclinant le buste de gauche à droite.

2 Étirement du dos 1
À genoux, reculez les fesses. Posez-les sur les talons. Allongez les bras loin devant.

SÉANCE #24

MATÉRIEL : *poids.*

MUSCLES SOLLICITÉS

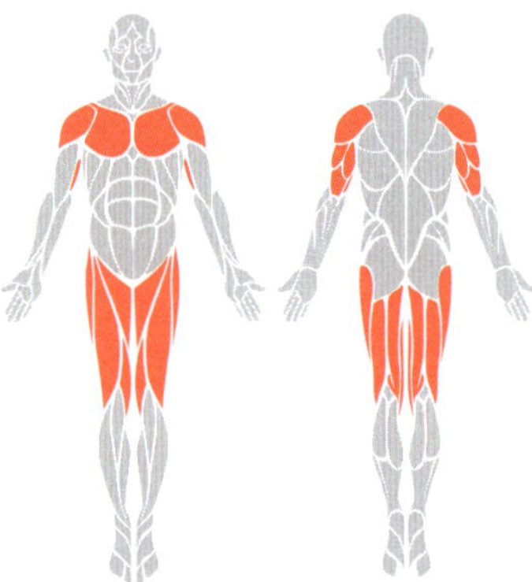

/ Adducteurs
/ Deltoïdes
/ Pectoraux
/ Quadriceps
/ Ischio-jambiers
/ Triceps

30 s par exercice	3 séries	*ÉCHAUFFEMENT*

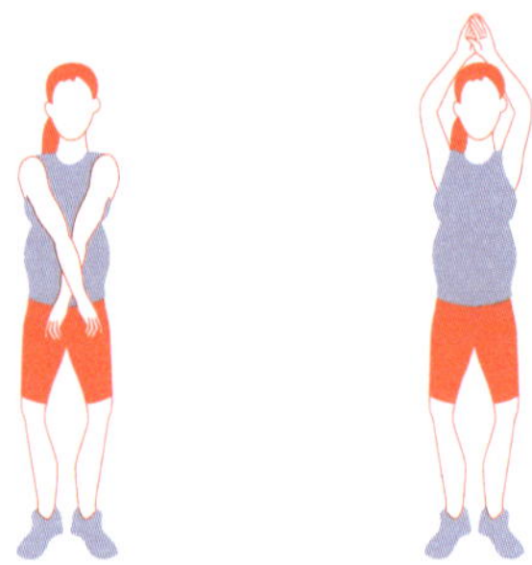

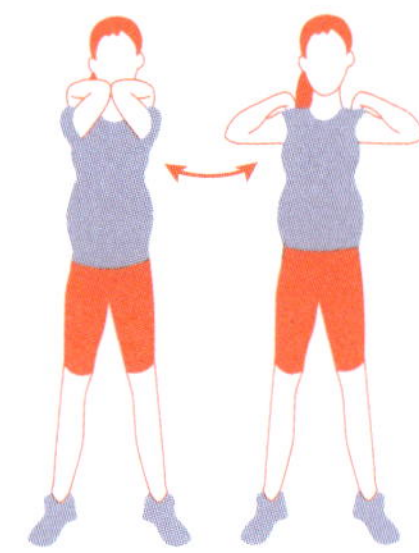

1 *Auto-grandissement en mouvement*
Debout et jambes fléchies, levez les bras, mains croisées au-dessus de la tête et étirez-vous doucement de chaque côté. Faites de même, bras descendus.

2 *Enroulement des épaules*
Enroulez les épaules d'avant en arrière et inversement.

ENTRAÎNEMENT

DURÉE
40 s
par exercice

RÉPÉTITIONS
3 séries

POSTURE DE L'AIGLE PUISSANT — *40 s*

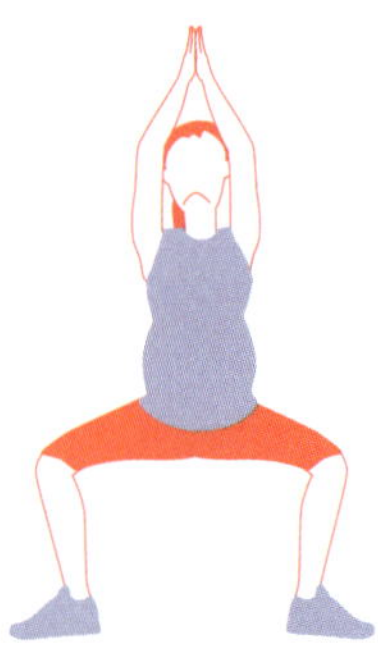

1 *Debout, écartez largement les jambes, pieds parallèles légèrement vers l'extérieur.*

2 *Fléchissez les genoux et levez les bras en joignant les mains, le regard tourné vers le haut.*

ÉLÉVATION LATÉRALE DES BRAS 1 — 40 s

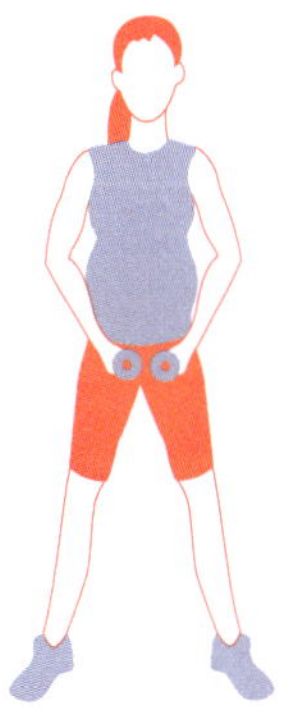

1 Debout, buste droit et jambes légèrement écartées, prenez un poids dans chaque main.

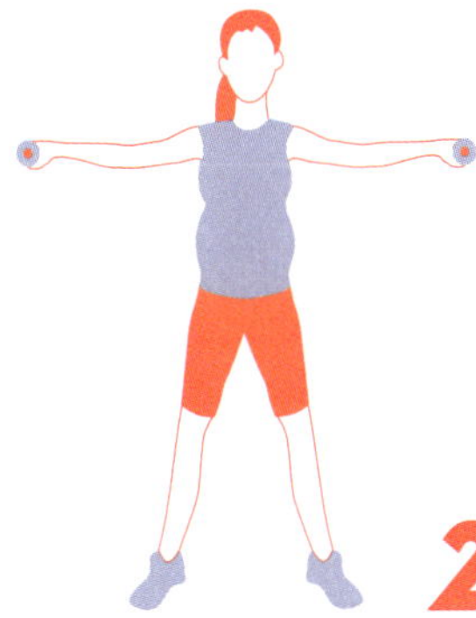

2 Effectuez des élévations latérales bras tendus.

POMPES À GENOUX — 40 s

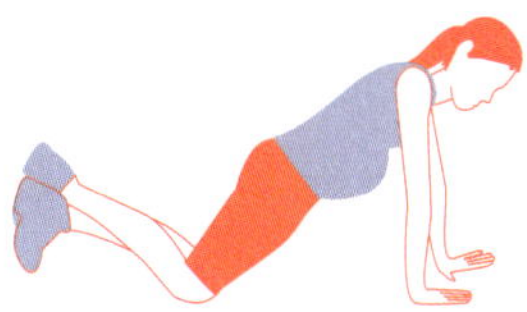

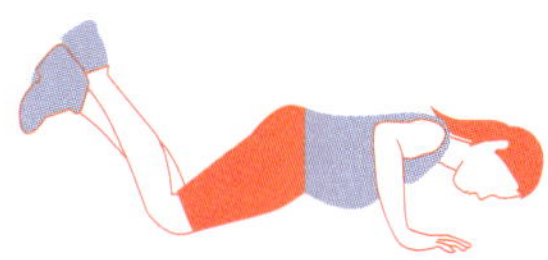

1 En quadrupédie, avancez les mains à hauteur de poitrine. En appui sur les genoux, fléchissez les bras.

2 Descendez le buste jusqu'à toucher le sol avec le ventre et la poitrine. Remontez en tendant les bras.

RETOUR AU CALME — 30 s par étirement — 2 séries

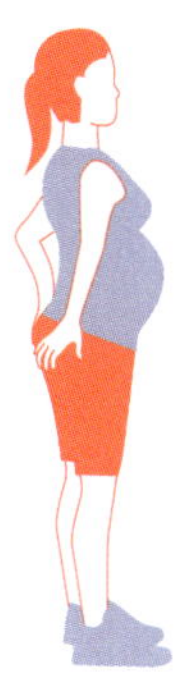

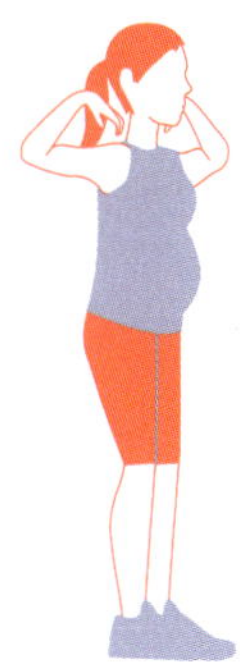

1 **Étirement ceinture scapulaire**
Debout, jambes fléchies, placez les mains sur les fesses et reculez au maximum les coudes vers l'arrière.

2 **Étirement des épaules**
Debout, dos droit, placez les mains sur les épaules et poussez les coudes en arrière.

SÉANCE #25

MATÉRIEL : *chaise et poids.*

MUSCLES SOLLICITÉS

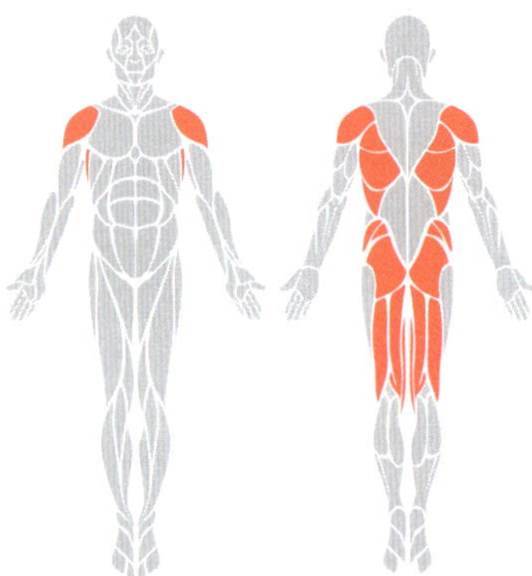

/ Deltoïdes

/ Fessiers
/ Grand dorsal
/ Ischio-jambiers

30 s par exercice	3 séries	ÉCHAUFFEMENT

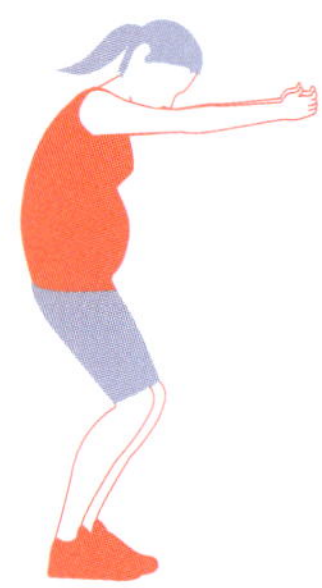

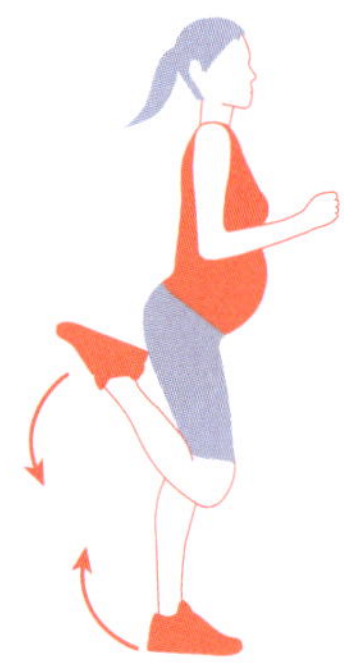

1 *Mobilisation dos rond*
En position debout, fléchissez les jambes. Arrondissez le dos. Effectuez un mouvement de gauche à droite.

2 *Talons-fesses*
Marchez rapidement en ramenant les talons contre les fesses.

ENTRAÎNEMENT

DURÉE
40 s par exercice

RÉPÉTITIONS
3 séries

TIRAGE BUSTE PENCHÉ — *20 s par côté*

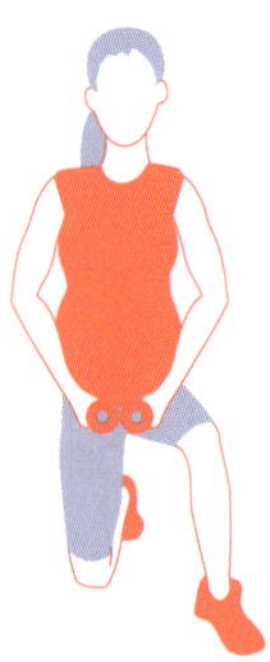

1 *Placez un genou au sol et poussez le bassin vers l'avant.*

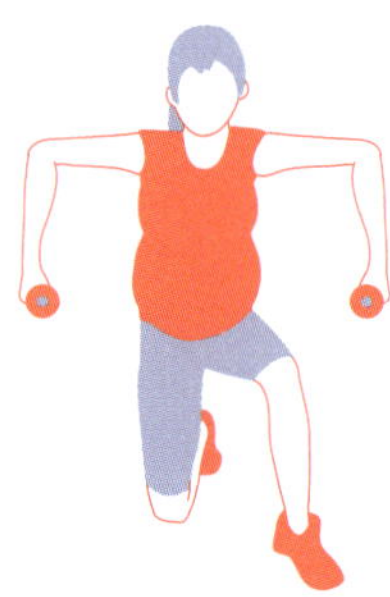

2 *Montez les coudes en les poussant vers l'arrière, puis descendez-les. Alternez.*

MONTÉE DE BASSIN SUR UNE JAMBE — 20 s par côté

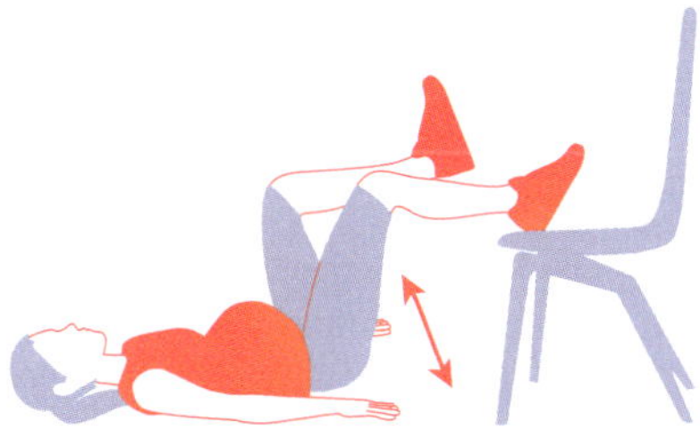

1 *Allongée sur le dos, bras le long du corps, posez les deux pieds sur la chaise, jambes fléchies.*

2 *Montez et descendez le bassin en gardant un seul talon comme appui. Alternez.*

POSTURE DU CHAT — 40 s

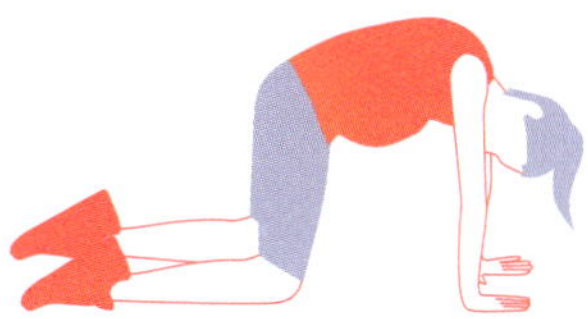

1 *En quadrupédie, écartez les jambes de la largeur des hanches.*

2 *Arrondissez le dos en tendant les bras et rentrez le nombril. Maintenez 15 s, puis relâchez 5 s.*

RETOUR AU CALME — 30 s par étirement — 2 séries

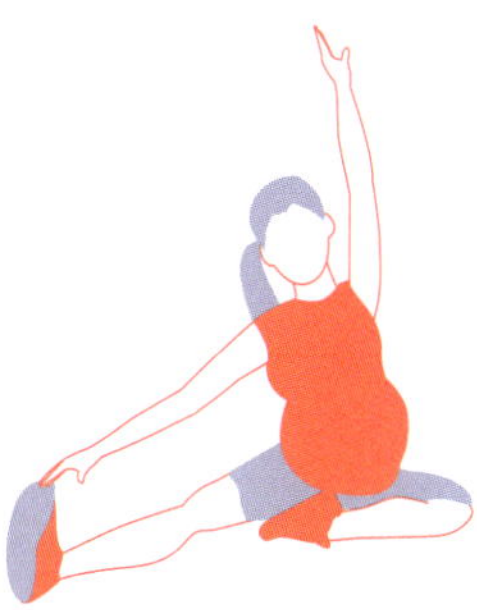

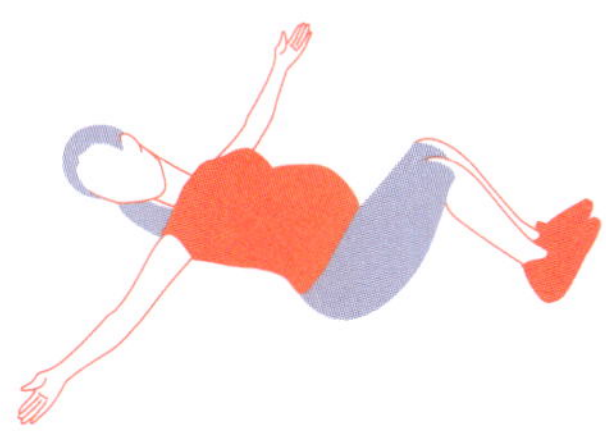

1 ***Étirement buste et cuisses***
Assise au sol, une jambe allongée et l'autre pliée, attrapez vos orteils, puis levez le bras opposé. Alternez.

2 ***Étirement des lombaires***
Allongée au sol, bras écartés, fléchissez les genoux et pivotez le bassin, puis tournez la tête du côté opposé. Alternez.

SÉANCE # 26

MUSCLES SOLLICITÉS

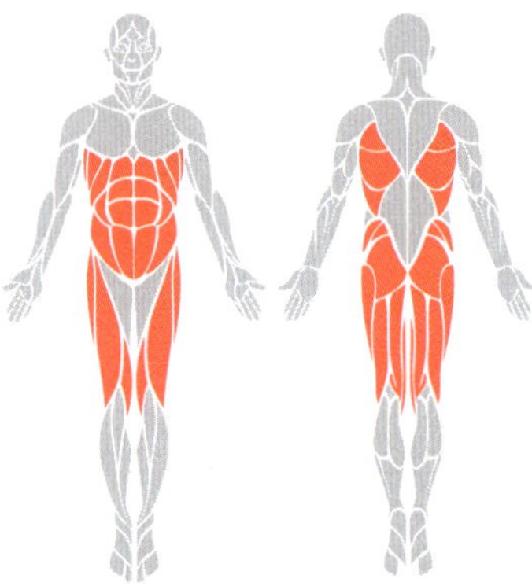

/ Abdominaux
/ Quadriceps

/ Fessiers
/ Grand dorsal
/ Ischio-jambiers

30 s par exercice	3 séries	*ÉCHAUFFEMENT*

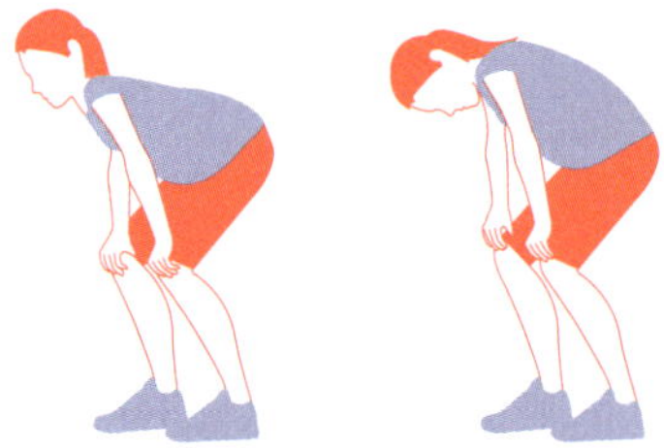

1 *Dos rond/Dos plat debout*
Debout, jambes fléchies et mains sur les genoux, alternez les positions dos rond et dos plat.

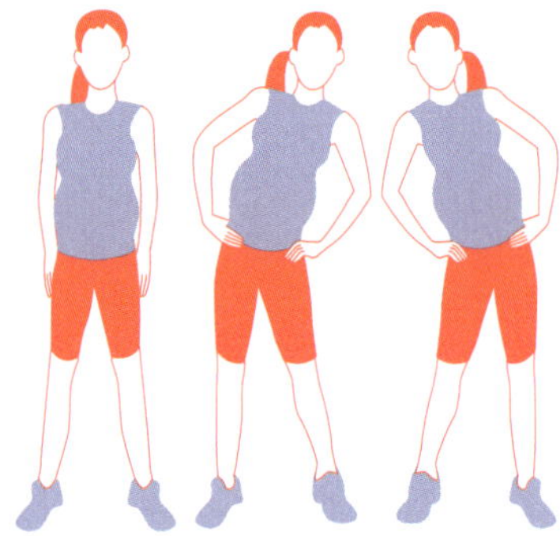

2 *Mobilisation du bassin*
Debout, jambes fixes. Rotation du bassin de droite à gauche, puis inversez.

ENTRAÎNEMENT

DURÉE
40 s
par exercice

RÉPÉTITIONS
3 séries

POSTURE DE LA CHAISE (VARIANTE) — *40 s*

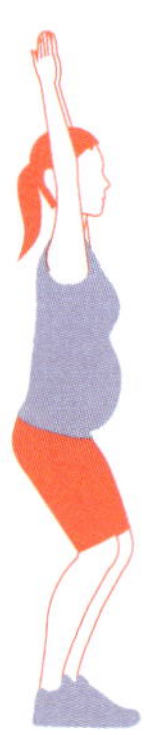

1 *Debout, jambes légèrement fléchies vers l'avant, levez les bras tendus et les mains jointes.*

2 *Gardez le dos droit et les pieds à plat au sol.*

MOBILISATION JAMBES SERRÉES — 40 s

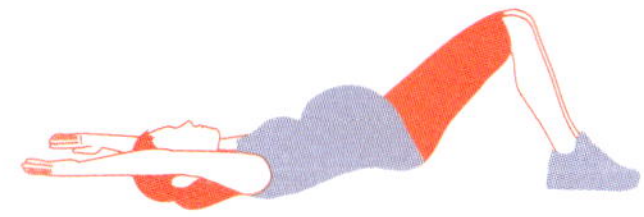

1 Allongée au sol, écartez les bras au-dessus de la tête et fléchissez les jambes.

2 Montez et descendez le bassin en gardant les genoux et les cuisses serrés.

ÉLÉVATION ALTERNÉE — 20 s par côté

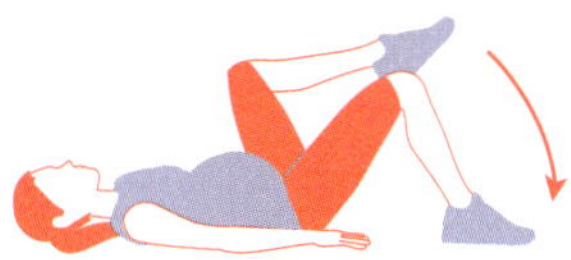

1 Allongez-vous sur le dos, jambes fléchies.

2 Montez et descendez une jambe lentement. Alternez.

RETOUR AU CALME — 30 s par étirement — 2 séries

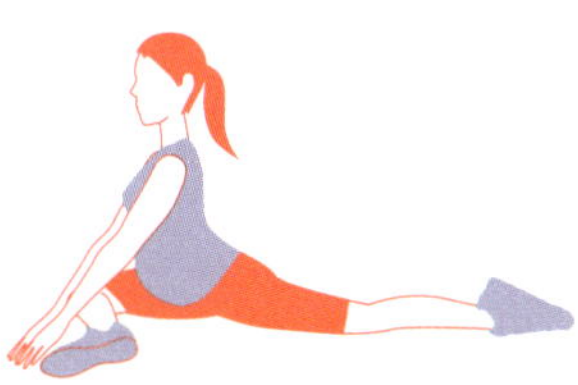

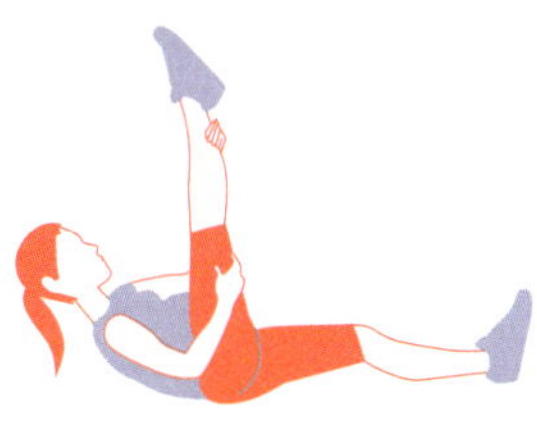

1 **Étirement des cuisses**
Assise au sol, placez une jambe fléchie, le pied vers l'intérieur, et l'autre tendue en arrière, puis penchez le buste en avant.

2 **Étirement jambes et fessiers**
Allongée au sol, jambe levée et tendue, attrapez l'arrière de la cuisse et tirez vers la poitrine.

SÉANCE #27

***MATÉRIEL :** chaise.*

MUSCLES SOLLICITÉS

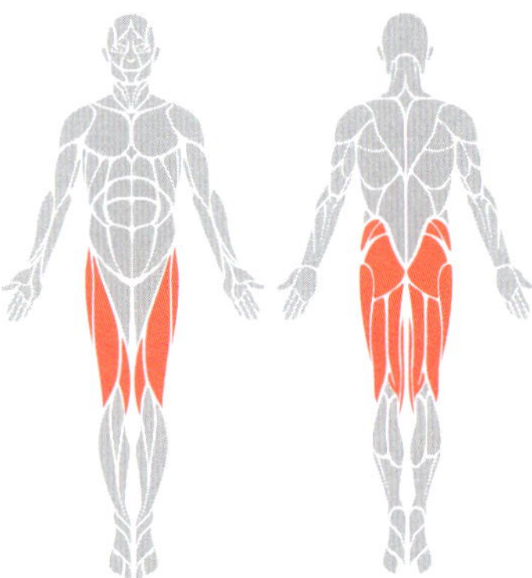

/ Quadriceps

/ Fessiers
/ Ischio-jambiers

30 s par exercice | 3 séries | *ÉCHAUFFEMENT*

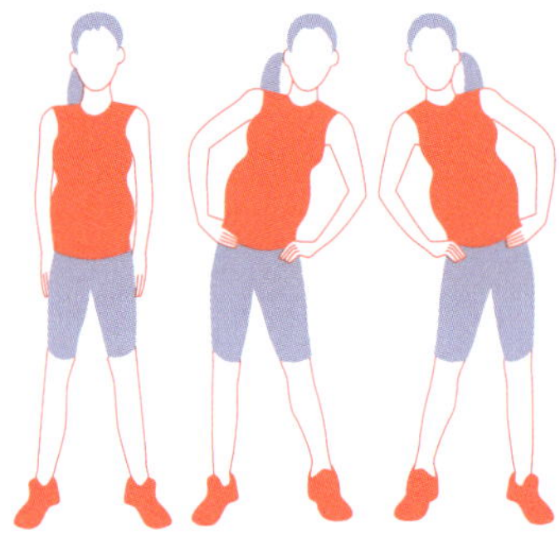

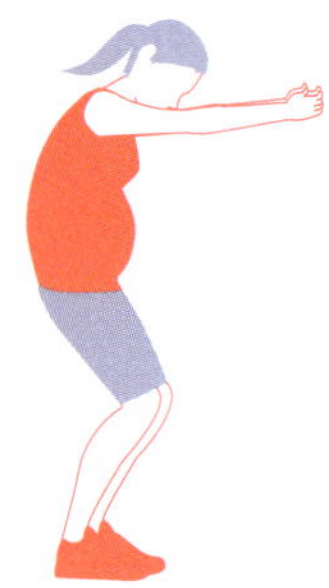

1 *Mobilisation du bassin*
Debout, jambes fixes. Rotation du bassin de droite à gauche, puis inversez.

2 *Mobilisation dos rond*
En position debout, fléchissez les jambes. Arrondissez le dos. Effectuez un mouvement de gauche à droite.

ENTRAÎNEMENT

DURÉE
40 s
par exercice

RÉPÉTITIONS
3 séries

ÉLÉVATION ARRIÈRE DES JAMBES | *20 s par côté*

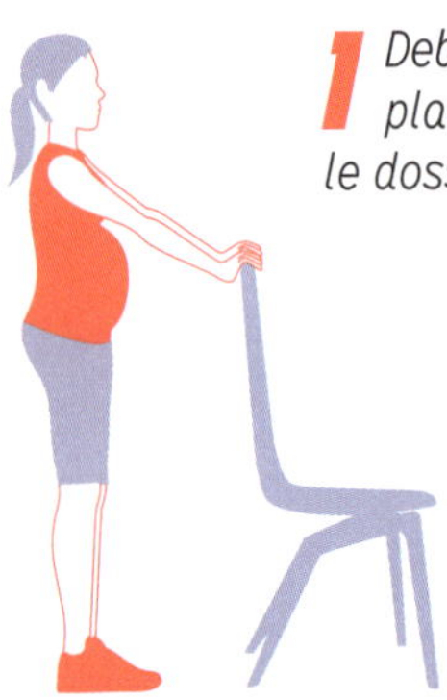

1 *Debout, jambes tendues, placez les mains sur le dossier de la chaise.*

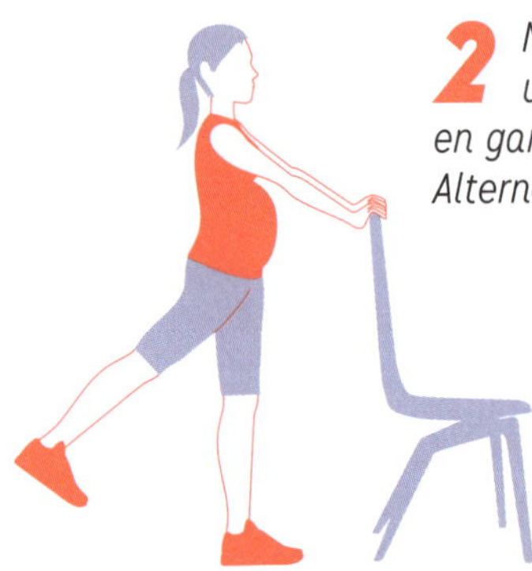

2 *Montez et descendez une jambe en arrière en gardant le bassin fixe. Alternez.*

LEVÉE DE BASSIN — 40 s

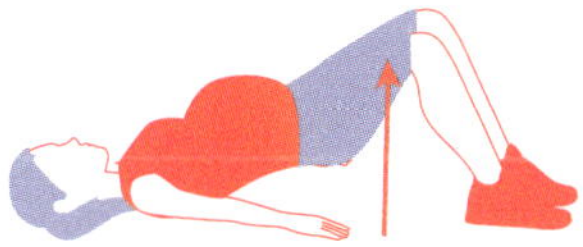

1 Allongée sur le dos, jambes fléchies et bras tendus, décollez le bassin.

2 Montez et descendez le bassin sans toucher le sol.

ÉLÉVATION LATÉRALE ALLONGÉE 2 — 20 s par côté

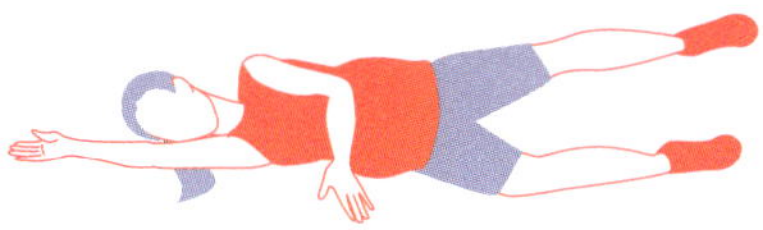

1 Allongée sur le sol, placez-vous de profil avec le bras d'appui tendu au-dessus de la tête.

2 Montez et descendez une jambe. Alternez.

RETOUR AU CALME — 30 s par étirement — 2 séries

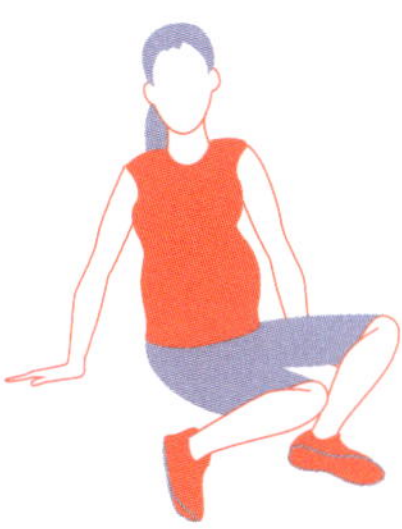

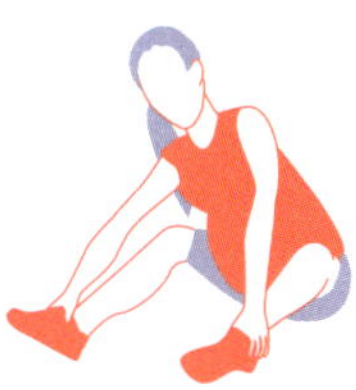

1 **Étirement bas du dos**
Assise au sol, fléchissez les jambes et tournez les genoux d'un côté, puis de l'autre.

2 **Étirement des hanches 1**
Assise au sol, dos droit et jambes écartées, attrapez vos chevilles et penchez le buste en avant.

SÉANCE #28

MATÉRIEL : *coussin.*

MUSCLES SOLLICITÉS

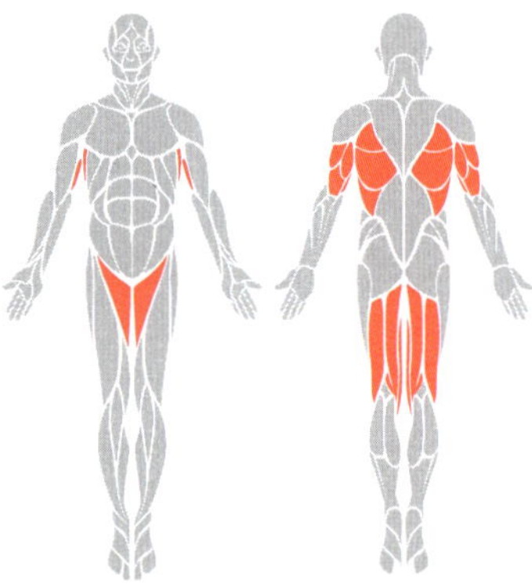

/ Adducteurs

/ Grand dorsal
/ Ischio-jambiers
/ Triceps

30 s par exercice	3 séries	*ÉCHAUFFEMENT*

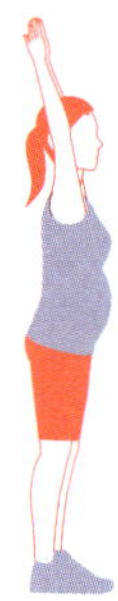

1 Auto-grandissement de face
Debout et jambes tendues, levez les bras de face, mains jointes au-dessus de la tête et étirez-vous au maximum.

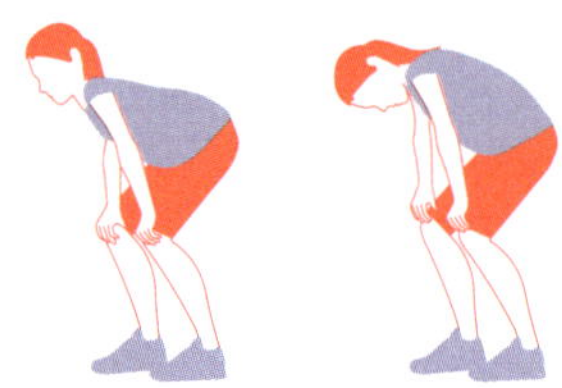

2 Dos rond/Dos plat debout
Debout, jambes fléchies et mains sur les genoux, alternez les positions dos rond et dos plat.

ENTRAÎNEMENT

DURÉE
40 s
par exercice

RÉPÉTITIONS
3 séries

POSTURE DU PLAN INCLINÉ — *40 s*

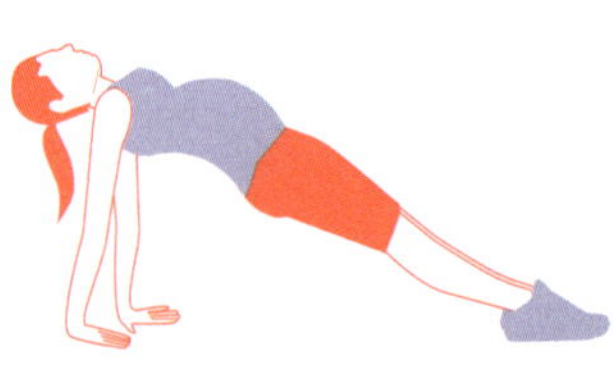

1 *Asseyez-vous jambes tendues et serrées, les mains de chaque côté du corps. Tendez les bras derrière vous, mains et orteils orientés dans le même sens.*

2 *Relevez le bassin en prenant appui sur les mains et les talons. Étirez le tronc en alignement. Maintenez 15 s, puis relâchez 5 s.*

POSTURE DU CHIEN TÊTE EN BAS — 40 s

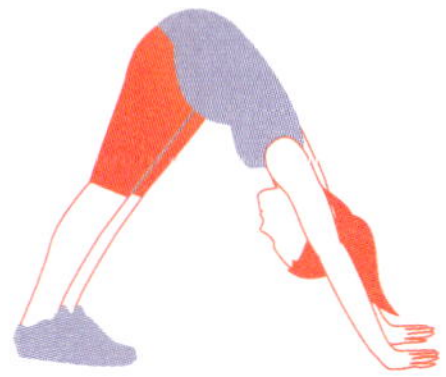

1 *En quadrupédie, étirez les bras vers l'avant et posez les fesses sur les talons.*

2 *Levez les jambes en vous mettant sur la pointe des pieds, mains bien à plat, et levez au maximum les fesses. Maintenez 15 s, puis relâchez 5 s.*

ADDUCTION DES CUISSES — 40 s

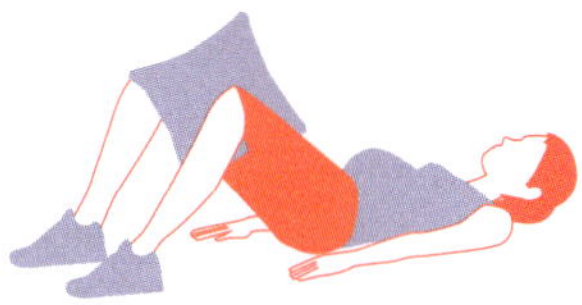

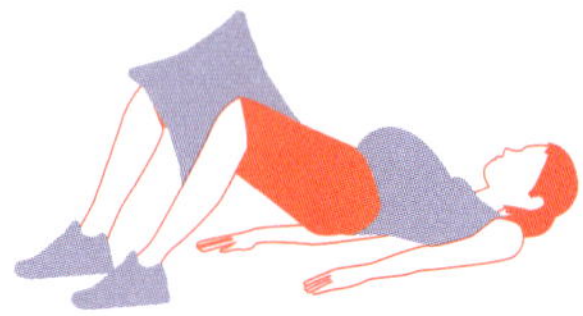

1 *Allongez-vous sur le dos, genoux légèrement fléchis. Placez un coussin entre les cuisses.*

2 *Serrez les pieds et les genoux. Montez et descendez le bassin.*

RETOUR AU CALME — 30 s par étirement — 2 séries

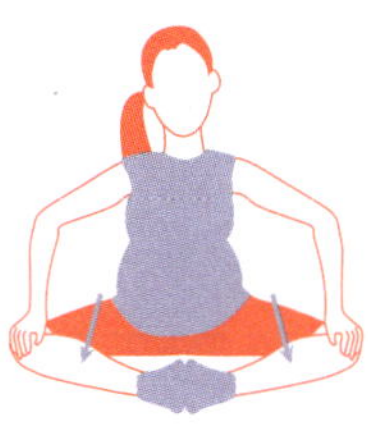

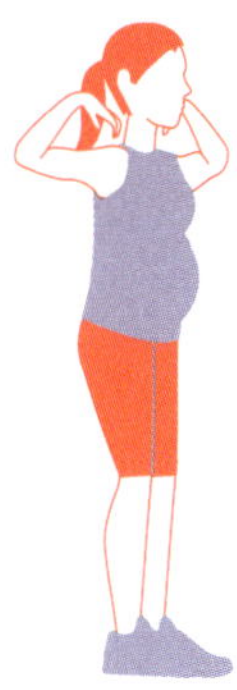

1 ***Étirement adducteurs et hanches***
Assise en tailleur, gardez les pieds joints et le dos droit. Puis poussez les genoux vers le sol.

2 ***Étirement des épaules***
Debout, dos droit, placez les mains sur les épaules et poussez les coudes en arrière.

SÉANCE #29

MATÉRIEL : *chaise, poids.*

MUSCLES SOLLICITÉS

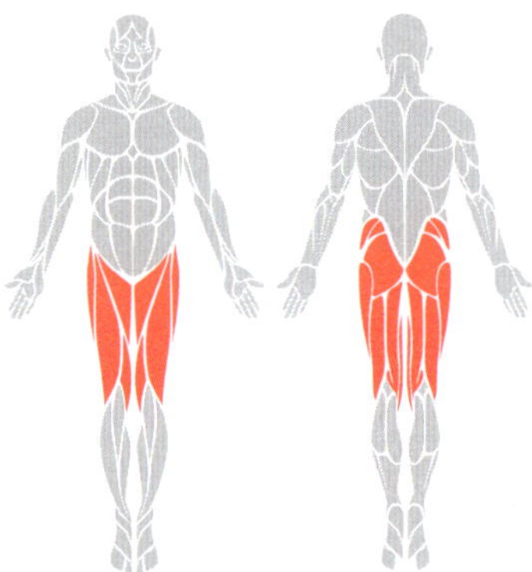

/ Adducteurs
/ Quadriceps

/ Fessiers
/ Ischio-jambiers

30 s par exercice	3 séries	*ÉCHAUFFEMENT*

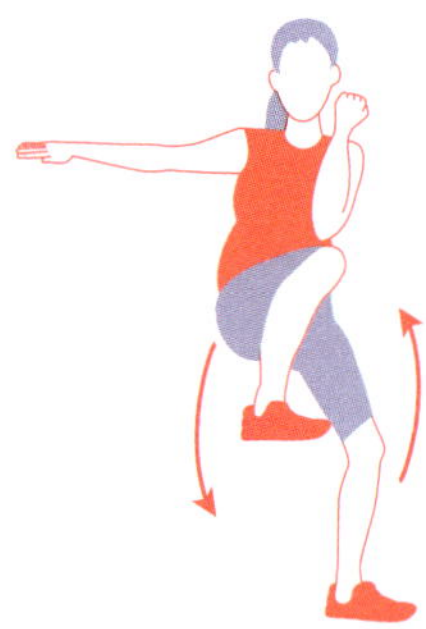

1 ***Montées de genoux***
Marchez en montant les genoux vers la poitrine.

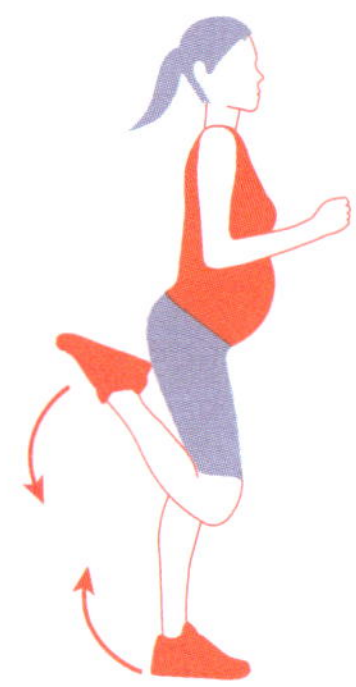

2 ***Talons-fesses***
Marchez rapidement en ramenant les talons contre les fesses.

ENTRAÎNEMENT

DURÉE
40 s
par exercice

RÉPÉTITIONS
3 séries

CHAISE CONTRE LE MUR — *40 s*

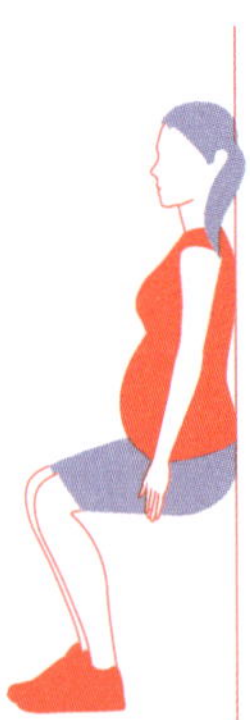

1 *Debout, placez le dos contre un mur.*

2 *Effectuez une flexion de jambes et maintenez la position.*

TIRAGE BUSTE PENCHÉ — 20 s par côté

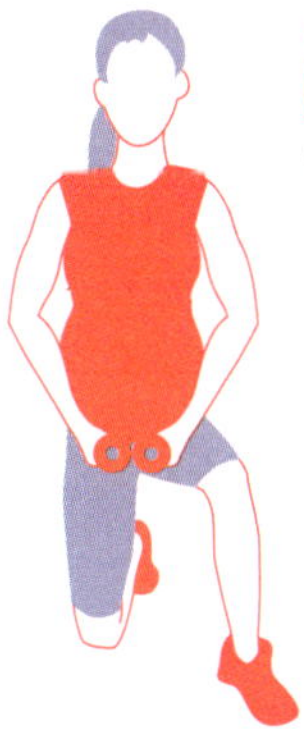

1 Placez un genou au sol et poussez le bassin vers l'avant.

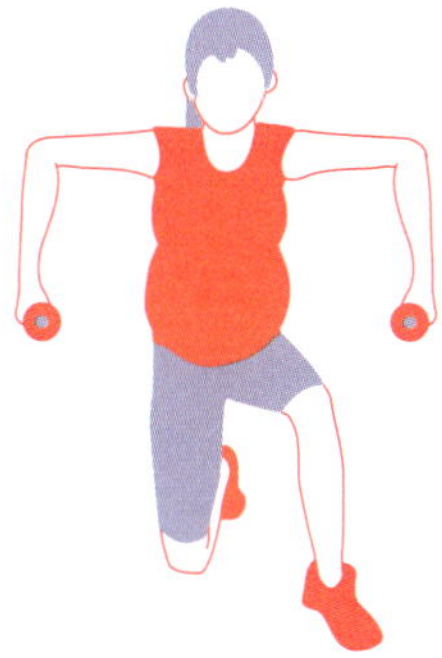

2 Montez les coudes en les poussant vers l'arrière, puis descendez-les. Alternez.

STABILISATION BUSTE — 20 s par côté

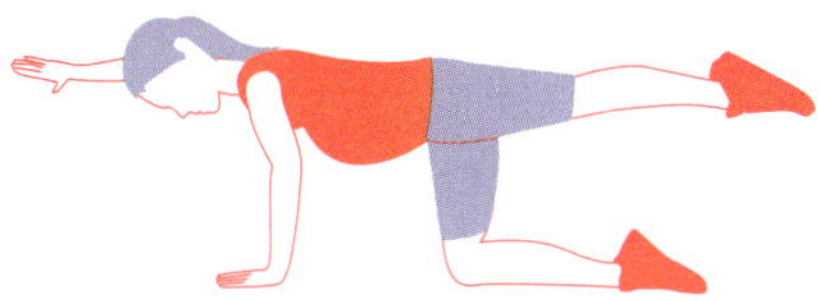

1 En quadrupédie, allongez une jambe en arrière et le bras opposé devant.

2 Maintenez la position, puis alternez.

RETOUR AU CALME — 30 s par étirement — 2 séries

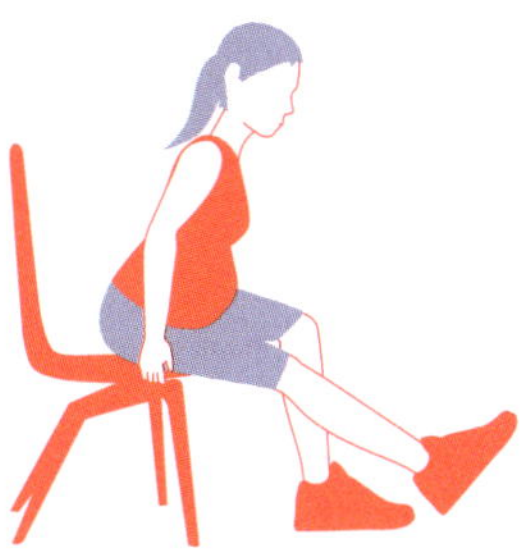

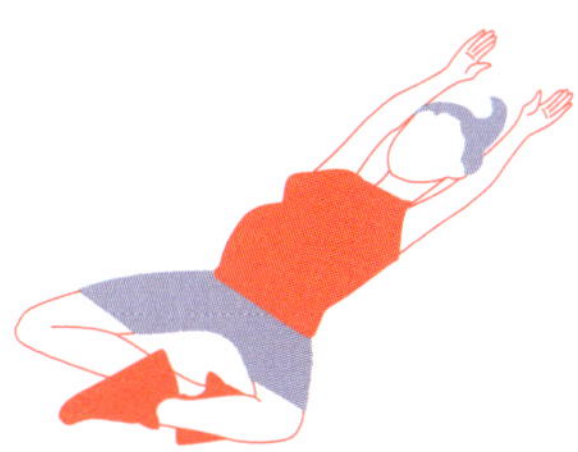

1 **Étirement des cuisses**
Assise sur le bord de la chaise, tendez une jambe et penchez le buste en avant. Alternez.

2 **Étirement dos et hanches**
Allongée sur le dos, placez les jambes en tailleur et tendez les bras au-dessus de la tête. Grandissez-vous en vous étirant au maximum.

SÉANCE #30

MATÉRIEL : *chaise.*

MUSCLES SOLLICITÉS

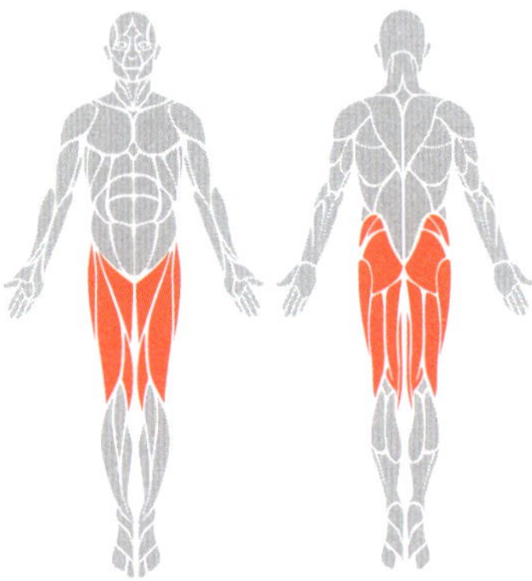

/ Adducteurs
/ Quadriceps

/ Fessiers
/ Ischio-jambiers

30 s par exercice | 3 séries | *ÉCHAUFFEMENT*

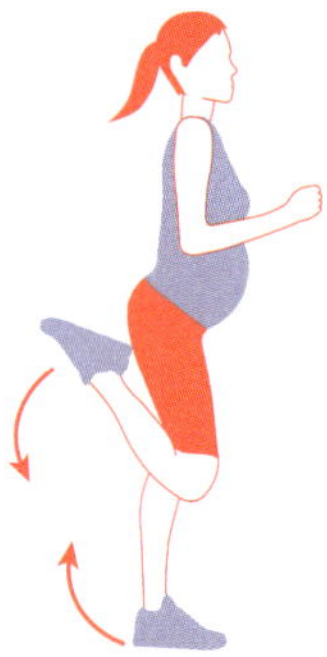

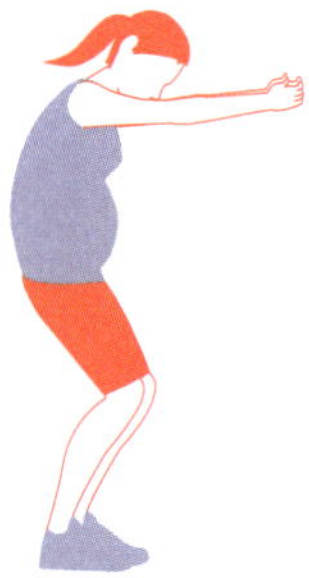

1 *Talons-fesses*
Marchez rapidement en ramenant les talons contre les fesses.

2 *Mobilisation dos rond*
En position debout, fléchissez les jambes. Arrondissez le dos. Effectuez un mouvement de gauche à droite.

ENTRAÎNEMENT

DURÉE
40 s
par exercice

RÉPÉTITIONS
3 séries

SQUAT STATIQUE — *40 s*

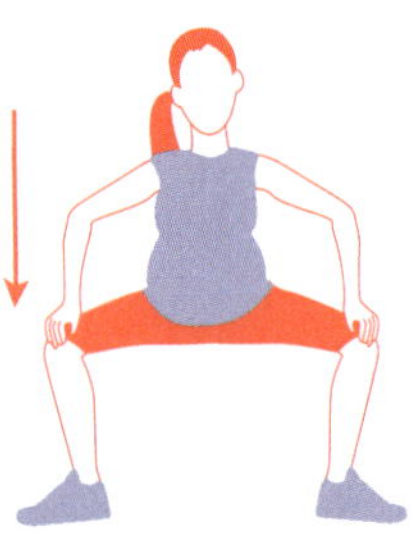

1 *Debout, jambes écartées, gardez les mains sur les cuisses et fléchissez les jambes.*

2 *Restez en position statique basse.*

SQUAT SUR UNE JAMBE — 20 s par côté

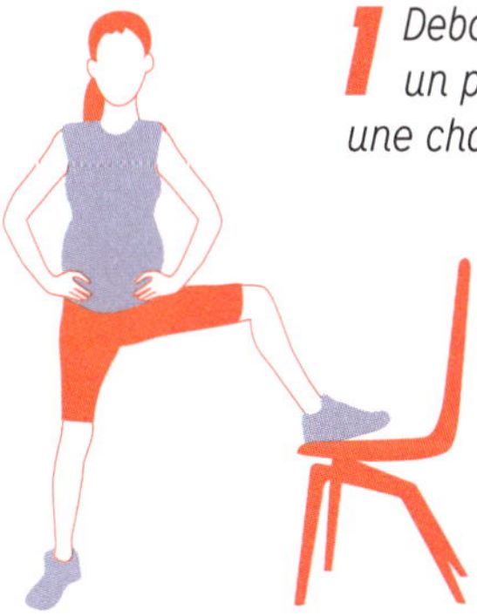

1 Debout, placez un pied sur une chaise.

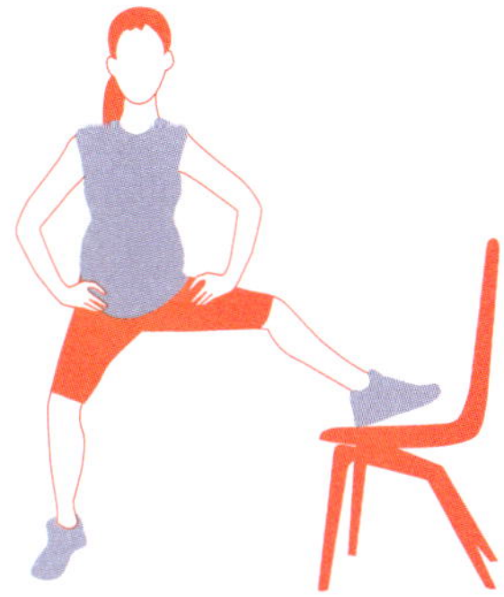

2 Faites une petite flexion avec la jambe au sol en reculant les fesses vers l'arrière. Alternez.

POSTURE DU CHAMEAU — 40 s

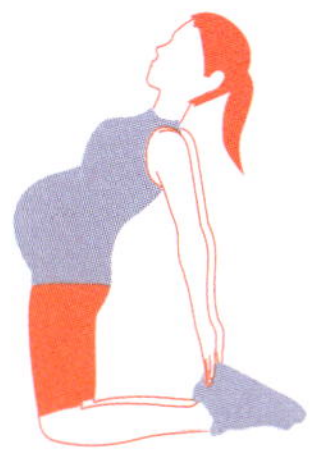

1 À genoux, posez les mains sur vos pieds.

2 Grandissez-vous et poussez le bassin vers l'avant. Maintenez 15 s, puis relâchez 5 s.

RETOUR AU CALME — 30 s par étirement — 2 séries

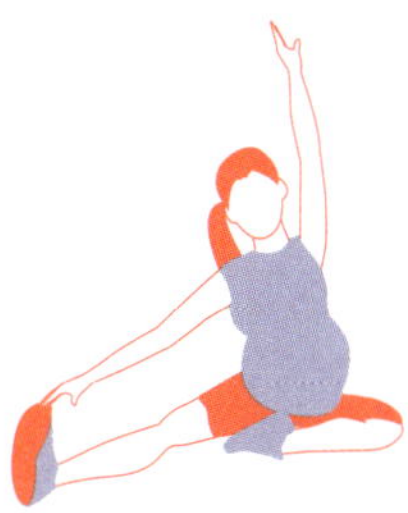

1 **Étirement buste et cuisses**
Assise au sol, une jambe allongée et l'autre pliée, attrapez vos orteils, puis levez le bras opposé. Alternez.

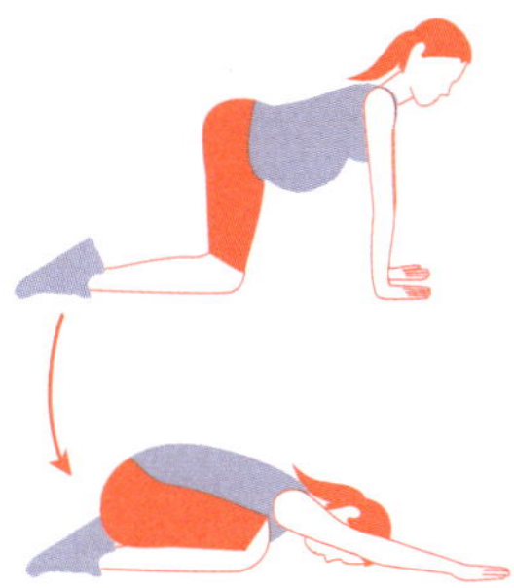

2 **Étirement du dos 1**
À genoux, reculez les fesses. Posez-les sur les talons. Allongez les bras loin devant.

TOTAL BODY 1

ENCHAÎNEMENT

DURÉE
30 s
par exercice

RÉPÉTITIONS
2 séries
au minimum

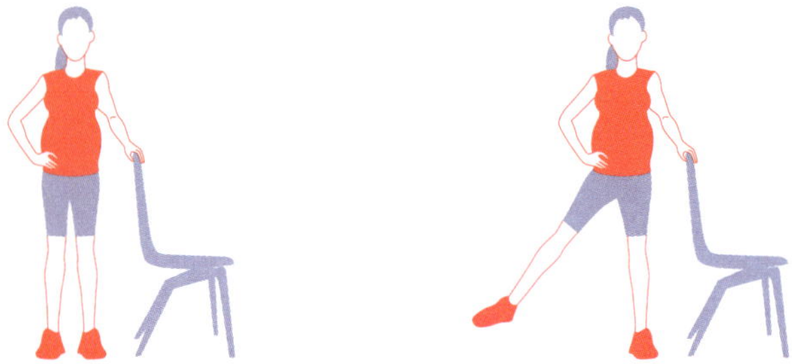

1. ÉLÉVATION LATÉRALE DE LA JAMBE

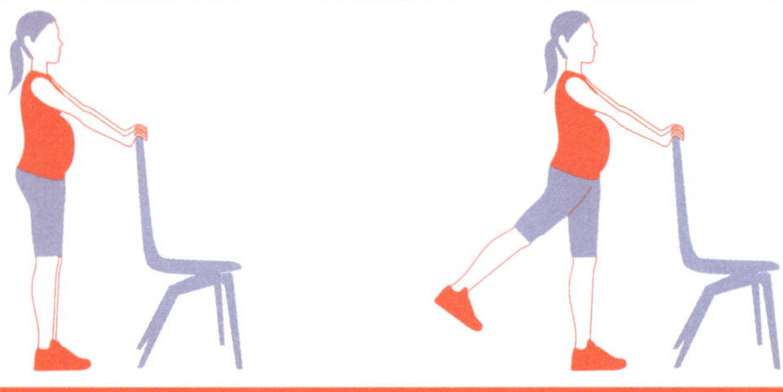

2. ÉLÉVATION ARRIÈRE DE LA JAMBE

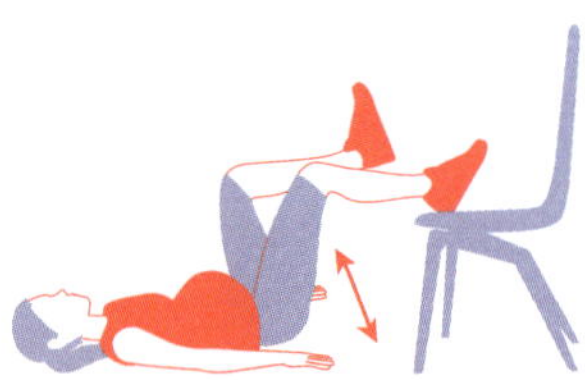

3. MONTÉE DE BASSIN SUR UNE JAMBE

MATÉRIEL : *chaise.*

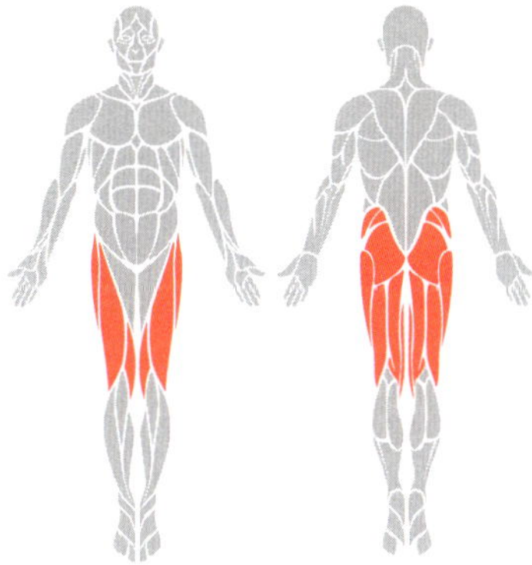

MUSCLES SOLLICITÉS

/ Quadriceps

/ Fessiers

/ Ischio-jambiers

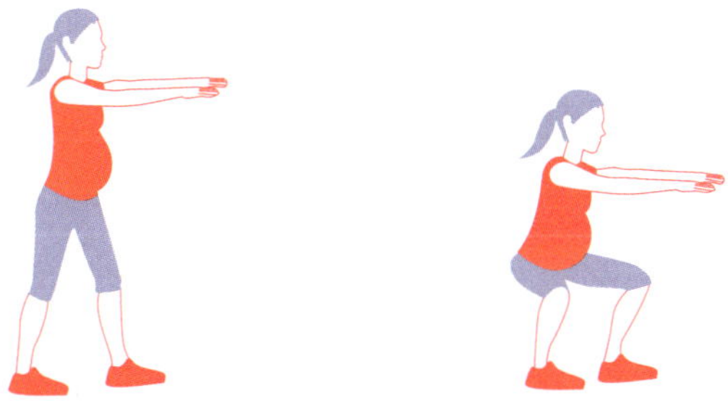

4. SQUAT BRAS TENDUS

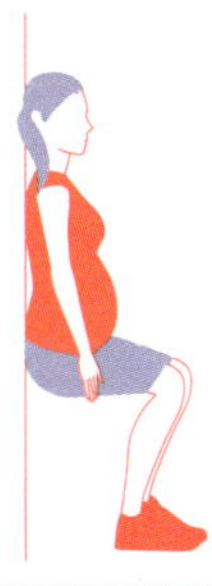

5. CHAISE CONTRE LE MUR

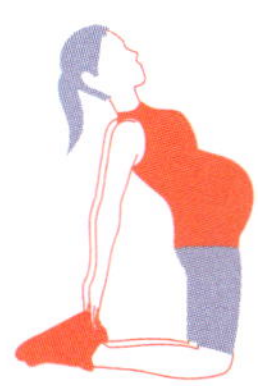

6. POSTURE DU CHAMEAU

TOTAL BODY 2

ENCHAÎNEMENT

DURÉE
30 s
par exercice

RÉPÉTITIONS
2 séries
au minimum

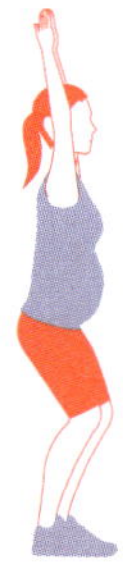

1. POSTURE DE LA CHAISE (VARIANTE)

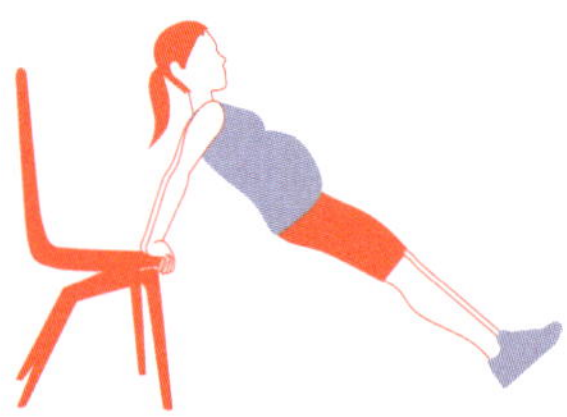

2. GAINAGE DOS

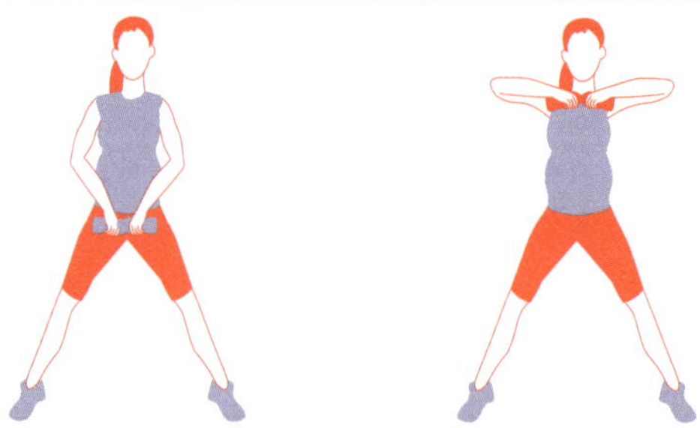

3. ROWING MAINS SERRÉES

MATÉRIEL : *chaise et poids.*

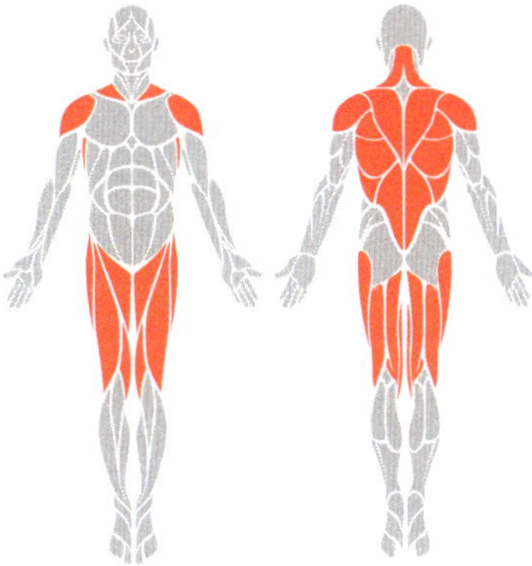

MUSCLES SOLLICITÉS

/ Adducteurs
/ Deltoïdes
/ Quadriceps
/ Grand dorsal
/ Ischio-jambiers
/ Lombaires
/ Trapèzes

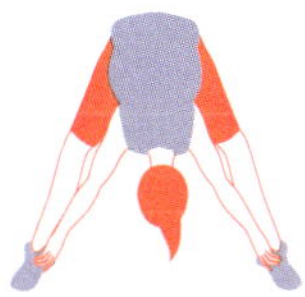

4. POSTURE DE L'AIGLE PUISSANT

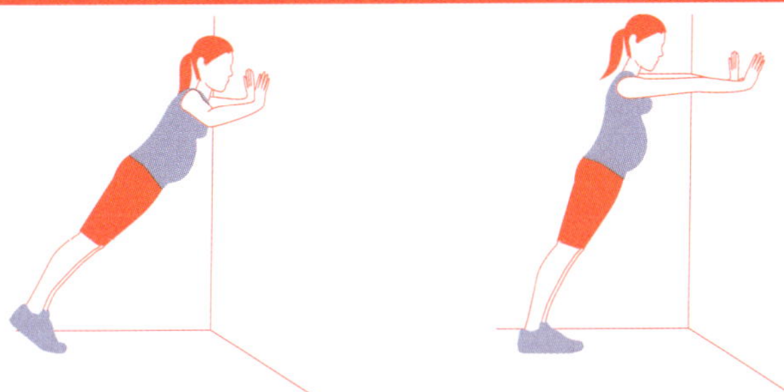

5. POMPES SUR MUR

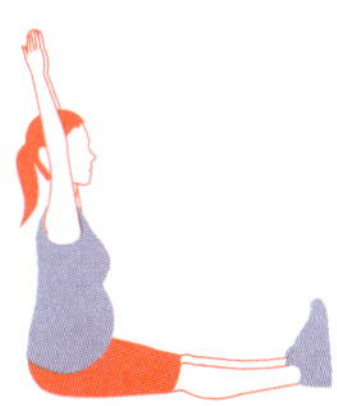

6. POSTURE DU BÂTON (VARIANTE)

TOTAL BODY 3

ENCHAÎNEMENT

DURÉE
30 s
par exercice

RÉPÉTITIONS
2 séries
au minimum

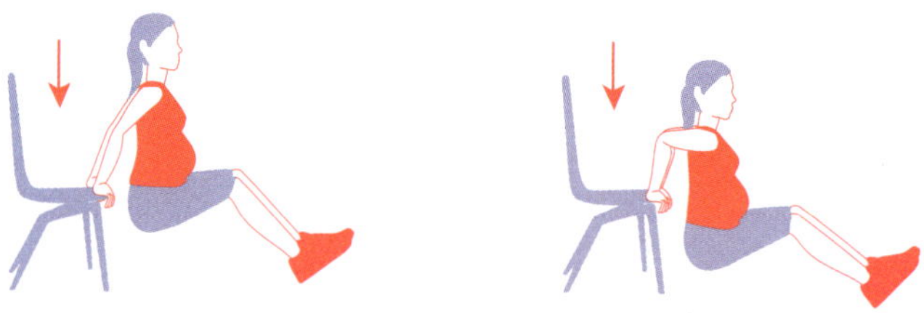

1. DIPS SUR CHAISE JAMBES FLÉCHIES

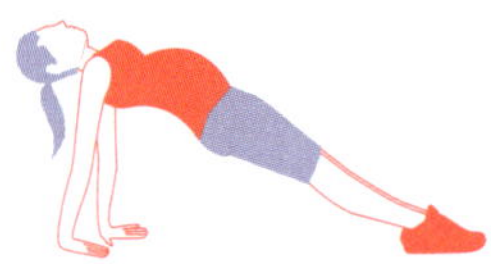

2. POSTURE DU PLAN INCLINÉ

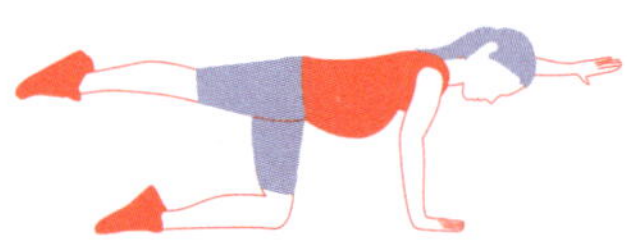

3. STABILISATION BUSTE

MATÉRIEL : *chaise et poids.*

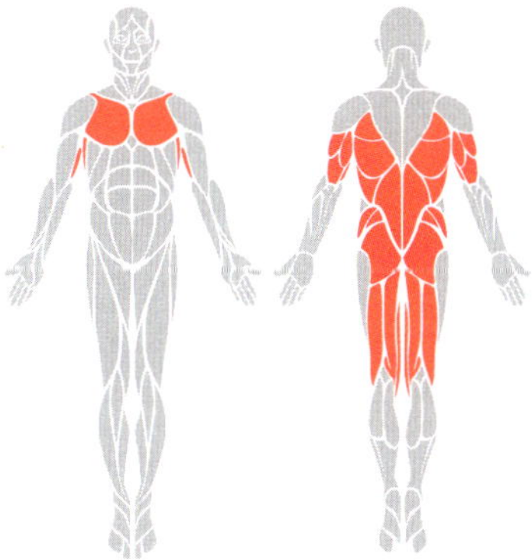

MUSCLES SOLLICITÉS

/ Pectoraux

/ Fessiers

/ Grand dorsal

/ Ischio-jambiers

/ Lombaires

/ Triceps

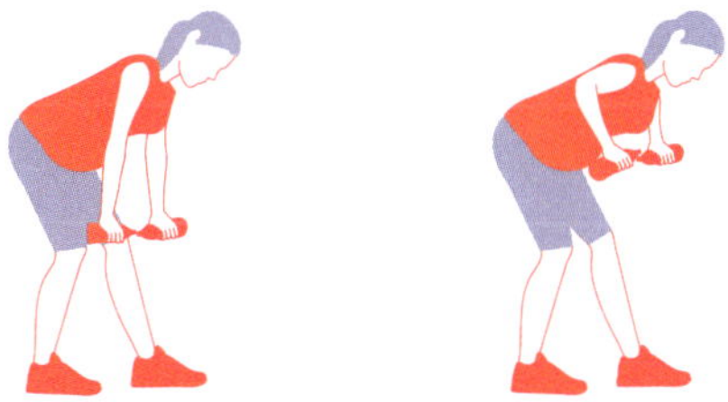

4. TIRAGE DOS

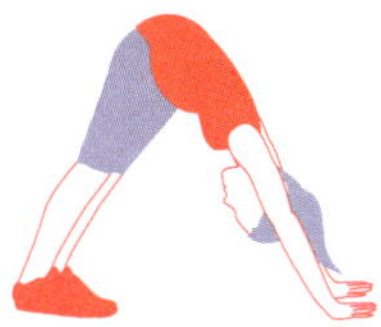

5. POSTURE DU CHIEN TÊTE EN BAS

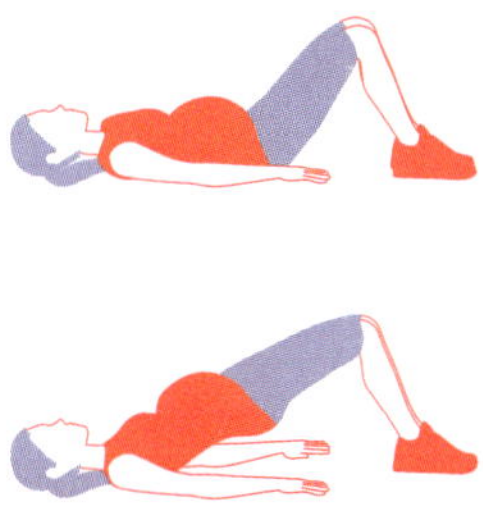

6. PONT JAMBES SERRÉES

Direction Hachette Pratique : Catherine Saunier-Talec
Responsable d'édition : Stéphane Rosa
Édition : Laura Gélie-Mouliet, Bénédicte Brun et Audrey Di-Santo
Responsable artistique : Nicolas Beaujouan
Conception graphique : Nicolas Gallois
Textes : Bakary Sissako
Illustrations : Aurélia Bertrand
Réalisation intérieure : CGI
Correction : Audrey Peuportier
Fabrication : Cécile Alexandre
Responsable partenariats : Sophie Morier (smorier@hachette-livre.fr)

Dépôt légal : mars 2018
3954514/01
ISBN : 978-2-01-391923-4
Achevé d'imprimer en février 2018 par Estella Gráficas en Espagne
www.hachette-pratique.com

Pour l'éditeur, le principe est d'utiliser des papiers composés de fibres naturelles, renouvelables, recyclables et fabriqués à partir de bois issus de forêts qui adoptent un système d'aménagement durable. En outre, l'éditeur attend de ses fournisseurs de papier qu'ils s'inscrivent dans une démarche de certification environnementale reconnue.

PAPIER À BASE DE FIBRES CERTIFIÉES

hachette PRATIQUE s'engage pour l'environnement en réduisant l'empreinte carbone de ses livres. Celle de cet exemplaire est de :
750 g éq. CO_2
Rendez-vous sur www.hachette-durable.fr